ÉTUDE

SUR LES DIFFÉRENTS TRAITEMENTS

DE LA

KÉRATITE A HYPOPYON

PAR

ABD-EL-KADER-BEN-HENNI (JEAN-LIN),

Docteur en médecine de la Faculté de Paris, ex-interne à l'hôpital Saint-Louis, à Tunis.

LILLE,

IMPRIMERIE L. DANEL.

1888.

ÉTUDE

SUR LES DIFFÉRENTS TRAITEMENTS

DE LA

KÉRATITE A HYPOPYON

PAR

ABD-EL-KADER-BEN-HENNI (JEAN-LIN),

Docteur en médecine de la Faculté de Paris, ex-interne à l'hôpital Saint-Louis, à Tunis.

LILLE,

IMPRIMERIE L. DANEL.

1888.

A Son Eminence le Cardinal LAVIGERIE,

Archevêque d'Alger et de Carthage,

Primat d'Afrique.

Hommage de reconnaissance et de piété filiale pour son long dévouement.

Au R. P. DÈGUERRY,

SUPÉRIEUR GÉNÉRAL DES MISSIONS D'AFRIQUE (d'Alger).

Au R. P. LOUAIL,

SUPÉRIEUR DE L'INSTITUT APOSTOLIQUE DE LILLE.

Au R. P. F. CHARMETANT,

DIRECTEUR GÉNÉRAL DE L'ŒUVRE DES ÉCOLES D'ORIENT,
CHEVALIER DE L'ORDRE DE LA LÉGION D'HONNEUR.

A Monsieur le docteur DUJARDIN,

PROFESSEUR DE CLINIQUE OPHTHALMOLOGIQUE
A LA FACULTÉ LIBRE DE LILLE.

A MON PRÉSIDENT DE THÈSE,

Monsieur le Professeur PANAS.

A TOUS MES AUTRES MAITRES

DE LA FACULTÉ LIBRE.

INTRODUCTION.

« Depuis qu'il est démontré que la plupart des maladies ont une origine microbienne, la thérapeutique subit une transformation complète.

» Jadis on se préoccupait surtout de la constitution du sujet, de la puissance de réaction de l'organisme. A l'heure actuelle, il n'en est plus ainsi. Tout en tenant compte dans une certaine mesure de la nature du terrain sur lequel évolue l'élément pathogène, c'est surtout cet élément que l'on vise et que l'on cherche à détruire. De là une révolution complète dans les procédés de la thérapeutique. Même dans le traitement des maladies réputées jusqu'ici diathésiques et constitutionnelles, la médication locale prend une importance de plus en plus grande. » (1).

Nous ne connaissons pas, en ophthalmologie, une affection

(1) Importance des médications locales en thérapeutique oculaire, par M. Abadie. — Congrès de Paris 1887.

qui ait profité de ces données nouvelles avec autant d'avantages que la kératite infectieuse. Autrefois la perte totale de l'œil n'était pas rare, à la suite de cette redoutable affection; aujourd'hui, grâce aux nouvelles méthodes de traitement basées sur l'antisepsie, on peut sauver presque à coup sûr des yeux jadis voués à la destruction, en dépit des soins les plus intelligents. Malgré tout ce qui en a été dit et publié jusqu'à ce jour, il nous a paru intéressant de réunir les divers traitements qui ont été préconisés, de les analyser, de les comparer entre eux, de faire en un mot une œuvre d'ensemble. Il nous a semblé aussi nécessaire, avant d'aborder cette étude, de donner un court aperçu sur cette maladie. Ce sera l'objet de nos deux premiers chapitres.

Dans le troisième, nous passerons en revue les divers traitements médicaux, et le quatrième sera consacré à l'intervention chirurgicale. Nous terminerons par une série d'observations recueillies soit dans le service de clinique ophthalmologique de la Faculté libre de médecine, soit dans la clientèle privée de M. le docteur Dujardin qui a bien voulu nous aider de ses conseils et de son expérience Nous tenons à exprimer ici publiquement notre gratitude et nos remerciements à notre cher et excellent maître, pour la sympathie qu'il nous a témoignée durant tout le cours de nos études médicales.

Nos remerciements à M. le docteur G. Variot de son extrême obligeance.

Que M. le professeur Panas, qui nous a fait l'honneur d'accepter la présidence de notre thèse inaugurale, veuille bien agréer l'expression de notre gratitude.

CHAPITRE PREMIER.

LA KERATITE A HYPOPYON

1° Étiologie. — Pathogénie.

Sous les dénominations de kératite à hypopyon (Roser), de kératite centrale phagédénique (De Grafe), d'ulcus serpens cornœe (Sœmisch), on comprend aujourd'hui toutes les variétés d'une même espèce nosologique. Certains ophthalmologistes, frappés de la nature infectieuse de cette maladie, de sa marche progressive et envahissante, lui donnèrent successivement le nom de kératite infectieuse (Lebert), et d'ulcère rongeant, en opposition aux kératites bénignes, consécutives à une simple réaction inflammatoire.

D'autre part, son caractère de malignité, sa terminaison presque toujours fatale lui a également valu le nom de kératite grave (Abadie), sans lui impliquer aucunement l'idée d'une entité morbide distincte.

Une affection, en apparence si simple et pourtant si complexe, devait attirer l'attention des cliniciens et être le sujet d'une étude spéciale. En effet, les traités d'ophthalmologie sont loin d'être muets sur la question, et des articles fort importants en discutent vivement la nature et les conditions dans lesquelles elle se développe.

Elle reconnaît des causes multiples et variées que l'on peut, pour la facilité de l'exposition, diviser en causes prédisposantes et en causes efficientes.

1° Parmi les premières, on trouve au premier rang les altérations des voies lacrymales. La blennorrhée ou dacryocystite chronique se rencontre, en effet, très fréquemment chez les personnes atteintes de kératite infectieuse. C'est là, d'après les auteurs, la vraie cause de l'ulcère ; mais souvent aussi l'affection lacrymale agit comme cause secondaire. « L'éversion sénile de la paupière inférieure, un larmoiement habituel, le catarrhe conjonctival, voire même une simple blépharite prolongée, sont autant de conditions qui favorisent l'infection des plaies aussi chirurgicales qu'accidentelles de l'organe de la vue (1). »

La débilité constitutionnelle, le surmenage, les privations, les excès de tout genre, un âge avancé, sont aussi autant de causes qui méritent d'être prises en sérieuse considération.

Rosmini rapporte le cas d'un vaste ulcère central des deux cornées avec hernies iridiennes, développé en deux ou trois jours chez un homme robuste de 38 ans, à la suite de fatigues et de veilles prolongées. Il rapproche ce cas de ramollissement aigu des cornées des cas analogues observés par Magendie chez des chiens et des lapins soumis à la diète absolue.

« Une pareille origine explique pourquoi la classe pauvre en est la seule tributaire ou à peu près, et que les enfants cachectisés sont plus sujets à la Kératite (en question) que ceux nés de parents sains (2) ».

Thoumas, dans sa thèse inaugurale, intitulée : Du traitement antiseptique de l'ulcère à hypopyon dit : que sur vingt cas au moins d'ulcères avec ou sans hypopyon qu'il a pu examiner, trois fois seulement il a rencontré cette maladie chez les

(1) Panas, *Bull. Acad. méd.* 1885.
(2) Panas, loco citato.

femmes, une seule fois il l'a rencontrée chez un sujet de 35 ans, tous les autres cas étaient d'au moins 45. L'âge paraît donc avoir une certaine influence sur le développement de cette affection. De plus, la maladie semble acquérir chez les vieillards une gravité et une malignité toute particulières

2° Mais la Kératite à hypopyon est souvent d'origine traumatique; on en jugera par les chiffres suivants: sur 224 cas de kératite infectieuse observés par Ebert à la clinique de Zurich, 104, soit 46 %, reconnaissaient pour point de départ une influence traumatique. En raison des lésions plus ou moins graves qu'elles déterminent, les causes traumatiques sont scindées en deux catégories: dans la première, se rangent les agents traumatiques de nature minérale; dans la seconde, les agents de nature animale ou végétale.

1° Les fragments métalliques, grains d'acier, de fonte, de cuivre, les particules pierreuses offrent une innocuité relative beaucoup plus grande dans les blessures qu'ils produisent que les corps du règne végétal, éclats d'os, échardes de bois, barbes d'épi.

Dans son remarquable compte-rendu de la clinique de M. le Dr Galezowski, en 1881, le Dr Despagnet a insisté sur ce fait, et fait remarquer que les corps étrangers minéraux n'amènent qu'une suppuration peu étendue, limitée au voisinage du point d'implantation, tandis que les autres, au contraire, les corps étrangers animaux ou végétaux, entraînent la nécrose de la cornée presque entière.

Les raisons, mises en avant pour expliquer cette gravité plus grande, sont les suivantes: les corps étrangers organiques sont irréguliers; ils produisent des plaies déchirées à bords déchiquetés; ils se gonflent par imbibition des liquides de l'œil, se décomposent facilement et amènent ainsi le développement de produits septiques virulents. Souvent ils abandonnent dans les plaies des débris animaux ou bien ils y entraînent du dehors des micro-organismes végétaux, qu'ils inoculent. On a publié des observations très intéressantes de blessures de la cornée suivies d'hypopyon où l'on put recueillir les organismes végétaux parasitaires, les multiplier par la culture et reproduire expérimentalement chez des animaux le développement de la kératite avec pus dans la chambre antérieure. La kératite des moissonneurs n'aurait pas d'autre cause (1)

Quelquefois, il n'est pas nécessaire que le traumatisme ait porté directement sur le globe oculaire pour déterminer l'affection, comme lorsqu'elle survient chez les moissonneurs qui ont la cornée déchirée par un fragment de paille ; nous avons, en effet, l'occasion de voir une malade (observation X) atteinte d'ulcère avec hypopyon et dont la cause première était un coup de poing porté sur le sourcil et sur la paupière en déterminant une légère ecchymose.

Nous ne pouvons quitter le côté étiologique de ce travail sans mentionner un autre ordre de causes particulier à notre colonie algérienne et à notre protectorat (Tunisie).

Nous voulons parler des piquants de feuilles de cactus et surtout de leurs fruits qui ont à leur passif nombre de kératites à hypopyon ou phlycténulaires.

On le voit, l'étiologie de la kératite infectieuse est connue ; mais les difficultés commencent lorsqu'il s'agit d'interpréter la pathogénie, d'en préciser le début, le siège périphérique ou central.

Ce sont ces différentes questions que nous allons aborder.

Les théories n'ont pas manqué pour résoudre le problème. La première appartient à Fuchs. Cet auteur admet que les petits canaux destinés aux filets nerveux de la cornée se remplissent d'une subtance organique, capable de se gonfler et de former des dépôts fibrineux; de là, une compression des filets nerveux, des douleurs très vives et la gangrène déterminée par l'étran-

(1) Boucher, *Recueil d'opth.* 1884.

glement des éléments du tissu cornéen ; dans ce cas, il n'est pas besoin d'un agent infectieux, la cornée, ayant une vitalité d'emprunt, est plus susceptible, et c'est le centre, le point le plus éloigné de la source qui se prend.

Cette explication qui a été déjà soutenue par Magendie et réfutée par Ranvier, n'est pas d'accord avec les faits cliniques. Elle attribue la douleur à la compression sur les nerfs sensibles, opérée par un épanchement séreux ou fibrineux. Les expériences récentes (1), entreprises par le Dr Orestl Parisotti, sous la direction du Dr Galézowski, ont démontré que les vésicules et par suite les ulcérations de la cornée, ne sont nullement la conséquence, de l'absence d'innervation, pas plus que la douleur n'est la conséquence d'une compression, mais bien le résultat d'un état d'irritation, d'inflammation des filets nerveux.

La seconde hypothèse a été exposée au Recueil d'ophthalmologie et appartient au Dr Chiralt. D'après cet auteur, le pus provenant d'une conjonctivite purulente quelconque, et qui reste en contact avec la cornée pendant quelque temps, amène une macération et une infiltration consécutive de l'épithélium de cette membrane, lesquelles agissent à leur tour comme cause d'irritation sur la substance cornéenne. Alors a lieu un processus phlegmasique qui se traduit par l'accumulation de leucocytes. Ceux-ci peuvent s'infiltrer ainsi ou en se réunissant former un foyer de suppuration qui peut s'ouvrir à l'intérieur et atteindre successivement la membrane de Descemet, le parenchyme de l'iris, le cercle ciliaire et la totalité de l'œil si un traitement approprié ne l'arrête pas dans son développement (2).

Cette explication n'est guère admissible, si l'on songe à ces

(1) *Recueil d'ophth.* 1884.
(2) *Recueil d'ophth.* 1884.

conjonctivites purulentes des plus graves, à ces ophthalmies des plus rebelles qui parcourent leur cycle sans influer aucunement sur la membrane cornéenne. « Nous ne partageons pas, a dit M. De Wecker, l'opinion de la plupart des auteurs qui attribuent à cette sécrétion (de la conjonctivite purulente), une action corrosive sur la cornée, et nous ne trouvons pas dans cette sécrétion la cause des complications si fréquentes des maladies de cette membrane (2). »

Nous arrivons à la théorie vraie, la théorie microbienne qui démontre par des expériences indéniables que les ulcères à hypopyon sont des véritables ulcères infectieux dus à l'introduction « des micro-organismes sur un point érodé de la surface cornéenne ».

Si la clinique ne nous avait pas déjà démontré l'existence des germes infectieux, l'expérimentation serait là pour nous en donner la preuve flagrante.

La plupart des inoculations qu'on a faites, ont été suivies d'une kératite infectieuse. Pour en élucider la nature, Strohmeyer, sous la direction de Leber, a entrepris une série d'expériences d'un côté, en produisant sur des yeux de lapins, de simples plaies; d'autre part, en y inoculant des substances septiques. Or, une simple cautérisation de la cornée, l'introduction d'une aiguille, d'un fil de fer à travers la cornée produit bien une inflammation, mais cette inflammation ne devient jamais putride et s'accompagne rarement d'hypopyon. Dans huit inoculations pratiquées sur la cornée de lapins avec la sécrétion du sac lacrymal provenant de personnes qui avaient, en même temps, une kératite avec pus dans la chambre antérieure, Schmidt-Rimpler a toujours déterminé chez ces animaux des infiltrations purulentes qui prenaient ordinairement la forme de l'ulcère serpigineux et se compliquaient

(2) Traité des maladies de la conjonctive, p. 35.

d'iritis. L'auteur se trouve avoir ainsi fourni la preuve que, chez l'homme, la sécrétion catarrhale du sac lacrymal qui accompagne si fréquemment la kératite à hypopyon produit celle-ci par infection.

Le même auteur a réussi également à produire des infiltrations purulentes en inoculant des membranes croupales.

Widmark, dans trente-sept cas de dacryocystites et dans deux cas d'ulcère serpigineux de la cornée, a trouvé constamment des micrococci dans le muco-pus examiné. Il a réussi à faire des cultures de ces proto-organismes, et les inoculations cornéennes pratiquées à l'aide de ces liquides de culture ont toujours donné lieu à des ulcérations kératiques semblables comme aspect à l'ulcère serpigineux de l'homme; dans les parois de ces ulcérations, il existait des micrococci semblables à ceux non cultivés.

Des injections sous-cutanées de liquide de culture ont donné lieu à des abcès, et le pus de ceux-ci, inoculé dans la cornée, a donné naissance à des ulcérations kératiques analogues aux précédentes.

Sattler a particulièrement étudié les différentes variétés de microbes de la kératite infectieuse. Dans la sécrétion de 28 sacs lacrymaux qu'il a examinés, il a presque toujours trouvé le staphylococcus pyogène avec ses variétés.

Le streptococcus pyogène de Rosembach a été également isolé.

Cet éminent micrographe a trouvé deux autres microbes en forme de coccus dont l'un présente tous les caractères du pneumococcus de Friedländer. Il l'a observé deux fois. L'autre variété, plus fréquente, se développe sur la gélatine en forme de foyer blanc-jaunâtre, faisant une saillie modérée avec bords épaissis et un aspect de cire (micrococcus cereus).

Sattler a retrouvé six espèces de bactéries dont une seule présente des spores vraies, mais n'a pas de propriétés bien malignes. Toutes ces espèces ont-elles des propriétés pathogènes? En est-il d'inoffensives? L'auteur a introduit des parcelles de culture pures dans une plaie sacciforme faite à la cornée. Le staphylococcus a donné, sans exception, les suppurations les plus graves (foyer purulent étendu; hypopyon et iritis). Les deux espèces de coccus semblables à celui de la pneumonie produisent également la kératite à hypopyon ainsi que le micrococcus cereus, mais avec moins de violence (1).

Suivant la nature, suivant la réceptivité du sujet, ces diverses variétés de germes du sac lacrymal produisent sur la cornée dépouillée de son épithélium une kératite infectieuse plus ou moins intense.

Il est donc acquis à la science que la maladie qui nous occupe est de nature infectieuse; qu'elle est due à l'immigration des globules purulents venus du sac lacrymal (Cohnheim) et non pas à la dégénérescence des corpuscules fixes de la cornée. (Virchow).

---

(1) Hayem, *Revue des Sc. méd.* 1884.

CHAPITRE II

Symptomatologie. — Marche et terminaisons.

Deux éléments principaux caractérisent la kératite infectieuse : l'ulcère et l'hypopyon.

L'ulcère de forme ovalaire ou sphérique, occupe généralement le centre de la cornée, d'où encore la dénomination d'ulcus central. Une innocuité apparente marque son début, et la place où l'ulcération va se développer est indiquée par une tache arrondie, grisâtre ; elle est entourée d'une lunule gonflée, infiltrée de leucocytes. Le fond de l'ulcère est aussi grisâtre et progresse constamment en refoulant en quelque sorte de plus en plus à la périphérie le bord infiltré. L'ulcère en question peut parcourir toutes les phases, perforer les lames de la cornée sans se compliquer d'hypopyon ; mais dans un grand nombre de cas, la kératite accompagnée d'hypopyon est la règle.

On a beaucoup discuté pour savoir l'origine réelle de l'hypopyon. Les uns lui reconnaissent un iritis pour point de départ ;

d'autres, l'infiltration des lames cornéennes, l'inflammation de la membrane de Descemet et l'épanchement consécutif.

Pour concilier ces deux opinions, Dehenne n'hésite pas à admettre que le pus que l'on voit dans la plaie antérieure provient de deux sources parfaitement distinctes. D'une part, l'ulcération de la cornée, gagnant en profondeur, perfore la membrane de Descemet et déverse dans l'humeur aqueuse du pus épais ; d'autre part, dans toutes les affections de la cornée, l'iris s'enflamme et les vaisseaux iridiens laissant transsuder,à travers leurs parois, une quantité considérable de globules qui ne tardent pas à remplir la chambre antérieure. C'est là l'opinion la plus généralement admise

Mais pourquoi tous les ulcères cornéens ne s'accompagnent ils pas d'hypopyon?

« La chambre antérieure, dit Hoffmann (1), est un espace lymphatique avec des voies d'échappement actives, comme le démontre la résorption d'un hypohœma! Une entrave existe-telle dans ces voies, l'apport est-il plus considérable que le débit, l'accumulation se produit.

» Dans l'ulcère infectieux, les espaces de Fontana sont en grande partie entrepris : de là une stase des cellules lymphatiques.

» En cas de position excentrique de l'ulcère,les vaisseaux voisins ne sont pris que dans un secteur relativement minime ; la plus grande partie des espaces de Fontana est en état d'éconduire les leucocytes immigrés. L'hypopyon ne surviendra donc dans les ulcères marginaux que lorsque la position de ces ulcères et l'irritation qui en dérive est cause que, dans une majeure partie de la circonférence des espaces de Fontana, les vaisseaux participent à la pyogénèse. Le fait se produira

---

(1) De la Kératite et de l'origine de l'Hypopyon, par Hauffmann, *Ann. d'oculist.*, 1886, p. 179.

encore lorsque, l'ulcère étant périphérique, ce dernier s'étend rapidement, que le processus a une tendance à détruire en profondeur, c'est-à-dire lorsque l'infection est énergique, et que l'immigration l'est également. On comprend sans peine, d'après cela, la valeur pathognostique de l'hypopyon dans les ulcères. Comme il se forme seulement en cas d'irritation prolongée, comme c'est le propre pour les ulcères infectieux, l'hypopyon constitue un phénomène dépendant de l'intensité et de la durée d'une irritation s'exerçant en un point de la cornée. Il peut se produire dans le cours de toute Kératite infectieuse et n'appartient pas à une seule forme d'ulcère. »

Outre l'hypopyon il faut encore noter, dans certains cas de Kératite infectieuse, l'infiltration purulente, dissociant les lamelles de la cornée, *l'onyx* siégeant de préférence dans la moitié inférieure de la cornée.

Enfin il ne faut pas oublier que, comme dans la plupart des Kératites graves, on constate très souvent, dans les cas d'ulcus serpens, des synéchies postérieures indiquant la participation de l'iris à l'inflammation cornéenne.

La photophobie, de violentes douleurs névralgiques dans les diverses branches de la 6e paire, auxquelles viennent s'ajouter l'anorexie, l'insomnie et la fièvre, complètent le tableau symptômatique de la maladie.

Marche et Terminaisons. — 1° L'étude et les observations grand nombre de Kératites infectieuses démontrent que le rétablissement de la transparence de la membrane cornéenne est plus fréquent, le traitement ayant été bien dirigé, que l'on n'aurait été tenté de l'espérer au premier abord ; ainsi dans la forme sthénique ou inflammatoire, il est commun de voir l'absorption de la matière épanchée s'opérer avec une grande rapidité, surtout chez les jeunes sujets, à ce point qu'après trois semaines ou un mois, il ne reste plus que quelques traces de la maladie.

La même chose peut avoir lieu dans la Kératite à forme asthénique ou indolente ; mais il faut beaucoup plus de temps pour arriver au même résultat.

Ce sont là, bien entendu. des cas heureux et tous ne leur ressemblent pas ; mais il n'en est pas moins vrai qu'ils existent et qu'il est bon de les signaler, ne fût-ce que pour engager le praticien à avoir foi en la thérapeutique.

2° La kératite infectieuse peut se terminer encore : par un leucôme simple et moins heureusement par un leucôme adhérent. Le leucôme, comme on le sait, n'est qu'une cicatrice opaque ; il peut être central ou périphérique, partiel ou général.

Il est évident que cette diversité même de caractères que peut présenter le leucôme simple ou adhérent, entraîne, pour l'exercice de la vision, des conséquences différentes. Le leucôme central s'oppose forcément au passage des rayons lumineux qui arrivent en droite ligne, et ces rayons ne peuvent parvenir jusqu'à la rétine ; les rayons obliques peuvent seuls pénétrer par les parties périphériques de la cornée restées diaphanes, et traverser encore l'orifice pupillaire.

Enfin, lorsque le leucôme est général, il n'y a plus de vision possible.

3° Par perforation spontanée. — Ici, cette terminaison n'est pas à craindre ; elle est, au contraire, appelée de tous les vœux.

L'espèce de perforation que nous avons en vue doit être distinguée de la destruction étendue de cette membrane ; car arrivée à ce dernier degré, la maladie n'est guère curable ; elle rentre dans l'étude des destructions de la cornée dont les conséquences si fâcheuses seront l'objet d'une mention spéciale. La perforation est déterminée par la rupture de l'équilibre entre la pression intra et extra-oculaire ; « plus longtemps cette perforation persistera et plus la terminaison sera heureuse. En effet, tout le temps où la fistule existe, il y a écoulement de l'humeur aqueuse au fur et à mesure de sa formation, partant lavage continu du foyer de l'abcès et impossibilité de stagna ion du liquide à son intérieur. » C'est l'équivalent d'un drainage.

Le siège de la perforation spontanée a son importance. La perforation peut être centrale ou périphérique ; ces deux espèces distinctes ont leur physionomie propre. Dans l'espèce centrale, l'iris a peu de tendance à s'engager dans l'ouverture et à faire hernie à l'extérieur. L'adhérence, lorsqu'elle a lieu dans ce cas, est ordinairement peu étendue et d'une importance secondaire.

Dans l'espèce périphérique, l'iris est en rapport direct avec la perte de substance, une fois l'humeur aqueuse évacuée, et il contracte rapidement des adhérences avec son pourtour, rétablissant ainsi la continuité de la cornée.

Mais, à tout prendre, la hernie de l'iris, si elle a ses dangers, a aussi ses avantages.

Voici ce qui peut advenir quand l'iris est venu s'enclaver à travers une perforation. En premier lieu, l'humeur aqueuse remplit bientôt la chambre antérieure de l'œil qui aurait momentanément disparu ; la membrane iris tend de plus en plus à reprendre sa position normale par le fait de sa distension exagérée résultant de ses adhérences anormales et de ses mouvements de dilatation et de contraction qu'elle a pu recouvrer sous l'influence de la lumière. Il arrive alors, quelquefois, que les moyens d'union de l'iris à la cornée, encore peu résistants, cèdent à cette double action, et que l'iris parvient à se dégager complètement L'iris s'engage-t-il dans une plus grande étendue? Vient-il faire hernie à l'extérieur sous forme d'un petit champignon d'une coloration noirâtre ? la terminaison heureuse et spontanée que nous venons d'indiquer est enco e à espérer.

4° Il serait à souhaiter si le processus infectieux limitait là ses désordres ; malheureusement, il n'en est pas ainsi, et assez souvent, surtout lorsqu'un traitement approprié ne l'arrête à temps, on assiste à une véritable destruction de la cornée. L'irritation de la surface de l'iris gagne les parties profondes, et il en résulte une irido-choroïdite suppurative, bientôt suivie de panophthalmitis qui détermine la perte de l'organe par atrophie ou phthisie

De tout ceci, il ressort donc finalement que la kératite infectieuse est une maladie grave en présence de laquelle le chirurgien ou le médecin doit toujours être réservé et faire entrevoir au malade la possibilité d'une issue fâcheuse malgré tous les efforts de la thérapeutique.

CHAPITRE III.

Du traitement de la Kératite infectieuse.

Si la nature infectieuse de la kératite à hypopyon semble être aujourd'hui démontrée, si les opinions diverses paraissent être fondues en une seule, et en conséquence le traitement complètement assis, il n'en était pas ainsi au moment où Sœmisch décrivait, d'une façon magistrale, cette redoutable affection. Dès lors, on ne doit pas s'étonner de la multiplicité des moyens mis en avant pour la guérir. Chaque ophthalmologiste, partant de la théorie qui lui souriait davantage, a cherché à combattre et à détruire la cause du mal par des moyens qui lui semblaient le mieux en rapport avec sa nature.

Nous passerons successivement en revue les diverses méthodes de traitement employées, et nous nous arrêterons de préférence à celles qui ont donné, entre les mains des praticiens, les meilleurs résultats.

Pour la facilité de l'exposition, nous diviserons cette étude en traitement médical et en traitement chirurgical ; mais avant l'entrée en matière, un mot du traitement de la kératite à hypopyon avant l'emploi des antiseptiques. Chez les anciens, les procédés opératoires destinés à la guérison de l'hypopyon étaient :

1° L'incision de la cornée ; 2° la paracentèse de cette même membrane ; 3° la succussion de la tête.

1er procédé. *Incision de la cornée* (procédé hippocratique). On rencontre la première mention de ce procédé dans le passage suivant d'Hippocrate: « chez ceux dont les yeux suppurent, les ulcérations, après la rupture spontanée, deviennent grandes, et après l'incision, profondes ; dans les deux cas les iris prennent part à l'ulcération. » (1).

C'est dans les ouvrages de Galien que l'on trouve, pour la première fois, une description un peu plus détaillée de ce procédé hippocratique.

Voici le passage de Galien, relatif à cette opération, et que Paul d'Egine reproduit tel quel, dans son traité de chirurgie :

« Souvent nous avons évacué le pus tout d'un trait, en incisant la cornée un peu au-dessus de l'endroit où toutes les tuniques de l'œil se réunissent les unes aux autres ; quelques-uns nomment ce lieu l'iris, d'autres le nomment couronne. » (2)

2e procédé. — Paracentèse de la cornée (procédé d'Aétius). Dans le procédé d'Aétius, l'opération constitue non plus une incision, mais une ponction, pratiquée au moyen d'une aiguille à cataracte sur le bord de la cornée, parallèlement au plan antérieur de l'iris. Laissons parler cet auteur : « lorsque la collection purulente est superficielle et située très près de l'ulcère, le pus s'évapore à coup sûr à mesure que l'ulcère se déterge. Mais lorsque, l'ulcération étant superficielle ou

---

(1) Hippocrate. Des épidémies, IV, 47. Édit. de M. Littré, T. V. p. 184.

(1) Galien. De methodo medendi, I. XIV. Édit. Kuhn, I. X, p. 1020. Paul d'Égine, édit. de M. Briau, p. 130. Traduction de M. Briau.

siégeant à la partie supérieure de la cornée, le pus est abondant et déposé profondément dans un lieu inférieur à l'ulcère, et qu'il n'est pas absorbé au moyen du traitement médicamenteux, il faut ponctionner l'œil avec l'aiguille à cataracte au-dessus de la collection purulente, en traversant latéralement le bord de la cornée qu'on appelle iris ou couronne. Cette opération ne doit être adoptée que lorsque les parties sur lesquelles on va opérer sont exemptes d'un travail inflammatoire. Quant aux abcès de la conjonctive, il faut les ouvrir à leur partie déclive avec une lancette, en disséquant légèrement la conjonctive. Dans les deux, après l'évacuation du pus, il faut appliquer le bandage. (1) » Il résulte de ce passage : 1° que, tandis qu'à l'exemple d'Hippocrate, Galien divisait la cornée, Aétius ne faisait que ponctionner cette membrane avec une aiguille à cataracte, instrument, du reste, passablement épais du temps de ce médecin, et que, par conséquent, c'est à lui que revient l'honneur d'avoir inventé la paracentèse de la cornée ; 2° qu'Aétius se gardait bien d'opérer dans les cas où la cornée était enflammée : 3° que, tandis que Galien ouvrait hardiment toute collection purulente, Aétius réservait la paracentèse pour les seuls hypopyons, et abandonnait les abcès cornéens aux forces de la nature ; en cela l'art avait fait un pas rétrograde.

3e procédé. — Succussion de la tête (procédé de Justus). Justus saisissait des deux mains la tête du malade et le secouait fortement pour précipiter le pus au fond de la chambre antérieure (2).

Jusqu'à une époque très rapprochée de nous, les moyens employés contre la kératite à hypopyon étaient encore : l'atropine, les fomentations chaudes, le bandage compressif, la ponction et la succion au moyen d'un tube de verre introduit dans

---

(1) Aétius, VII, 30. Édit. Aldus, p. 137.

(2) Galien, I. C. — Paul d'Égine, I. C.

la chambre antérieure, après l'incision de la cornée (Adelmann). Sans doute, on en retirait parfois de bons résultats, mais malheureusement, il n'arrivait que trop fréquemment de voir la maladie se terminer par la panophthalmitis. Lorsque la maladie se terminait favorablement, c'était presque toujours à la suite d'une perforation spontanée survenue assez tôt, alors que la kératite suppurative n'avait encore envahi qu'une portion limitée de la cornée. Dans ces conditions, surtout s'il persistait une fistule cornéenne pendant quelque temps, la réparation pouvait s'effectuer régulièrement, et malgré le leucôme simple ou adhérent, traces indélébiles dé la maladie, la vision pouvait être conservée avec un degré d'acuité satisfaisant. Mais dans ces cas, la guérison devait être moins attribuée au traitement dirigé contre la kératite qu'à l'évolution heureuse du processus infectieux. Tous ces moyens ont été successivement abandonnés ou du moins rejetés au second plan.

Pour combattre la fièvre et l'élément douleur, on avait recours à la quinine, aux divers narcotiques, pilules opiacées, chloral, aux injections sous-cutanées de morphine, moyens qui sont encore employés accessoirement dans le traitement moderne de la kératite infectieuse.

Nous pouvons cependant constater que tous les efforts ont tendu vers l'évacuation du pus de la chambre antérieure, et nous ne doutons pas que la paracentèse eût obtenu d'excellents résultats si elle se fût servie des agents antiseptiques dont nous pouvons disposer aujourd'hui.

Traitement médical par les antiseptiques.

Le traitement médical de la kératite à hypopyon peut réussir dans le cas de moyenne gravité, alors que la maladie est prise à son début. On ne devra pas s'y attarder, et si la maladi n'est pas promptement enrayée, on devra, pour ne pas s'exposer à de graves mécomptes, intervenir *ferro* et *igne*. L'usage de l'atropine, autrefois communément employée contre les affections de ce genre, a fait place depuis quelques années à celui de l'ésérine, myotique puissant auquel on reconnaît des qualités antiseptiques précieuses, peut-être dues à son action constrictive sur les vaisseaux de l'œil.

Le collyre à l'ésérine (0,05 p. 10 g.) est instillé avec le compte-gouttes trois ou quatre fois dans le courant de la journée.

Outre ces instillations, on emploie maintenant *les antiseptiques* les plus variés, et sous des formes multiples, tantôt en lotions, quelquefois en irrigations, en pulvérisations, en douches de vapeurs. Nous allons passer en revue, parmi la série des antiseptiques, ceux qu'on a choisis de préférence pour combattre l'infection de la cornée.

a) Le premier antiseptique qui ait été employé est l'acide phénique. En raison de ses nombreuses applications, de ses propriétés antiseptiques incontestables et des services déjà signalés qu'il a rendus à la chirurgie générale, l'acide phénique devait avoir la préséance et inaugurer l'antisepsie oculaire. En l'employant, les auteurs se proposaient deux buts principaux : 1° arrêter l'évolution des micro-organismes; 2° les détruire. Pour atteindre ce double but, l'emploi de l'acide phénique à dose concentrée est nécessaire. C'est qu'en effet, d'après Strasser (1), ce topique, employé à une dose inférieure à 2 °/₀, n'aurait pas une grande valeur antiseptique, et employé à une dose supérieure, il provoquerait des phénomènes d'irritation et même d'ulcération de la cornée. Il est peu de praticiens, entre autres Chisolm (2), S. Snell et de Græf, qui n'aient

(1) Klin. Monastbl. f. Augenheilk, Mars 1880.

(2) *Ann d'ocul.* t. LXXXIII, p. 80, et Rohmer loco citato, Mars-Avril 1887

à regretter les effets désastreux de l'acide phénique. « L'acide phénique est trop irritant de sa nature, dit M. le professeur Panas, et ne saurait dès lors convenir à un organe aussi délicat que l'œil.

Je n'oublierai jamais, ajoute l'éminent professeur, la visite que je fis, il y a quelques années, dans le service de feu Pagestecher, à Wiesbaden. Fervent partisan qu'il était de la méthode listérienne, Pagestecher inondait ses opérés de cataracte de spray phéniqué depuis la racine des cheveux jusqu'à la base du thorax. La figure et le tronc se montraient à l'observateur rouges et couverts d'écailles épidermiques comme s'il s'était agi d'un érysipèle à son déclin. » (1).

Nous savons que depuis lors le spray a été perfectionné et que, grâce à une plus grande pureté de l'acide phénique, les inconvénients de celui-ci ont été notablement diminués, mais pas assez, croyons-nous, pour lui ouvrir les portes de l'antisepsie oculaire.

b) La plupart des ophthalmologistes ayant proscrit de leur pratique l'acide phénique à dose concentrée, il fallait donc trouver un autre agent qui, en offrant la même garantie d'antisepsie puissante, n'en présentât pas les inconvénients. L'acide borique semblait devoir réaliser ces conditions. C'est encore à Lister que nous sommes redevables de son emploi. Dès 1879, au congrès d'ophthalmologie de Heidelberg, le Dr Sattler rapportait des résultats merveilleux obtenus grâce à ce topique En 1880, Schmidt-Rimpler (2) démontre l'action prépondérante de l'acide borique dans les kératites infectieuses produites expérimentalement sur des yeux de lapins. En France, Abadie (3) confirme, presque en même temps (1881), les succès

(1) M. Panas. *Bull. de l'Acad. de méd.* Séance du 24 Mars 1884
(2) Klin. monatsbl. f. Augenheilk, Juillet 1880.
(3) *Ann. d'ocul.* 1881

obtenus à l'étranger et cite nombre d'observations d'ulcères serpigineux de la cornée complètement enrayés par des irrigations d'acide borique et l'application permanente de lint boraté !

Signalons, en passant, les travaux de MM. Barde de Genève, Strasser de Rosenweig qui firent usage de l'acide borique et n'eurent qu'à s'en louer. Mais on ne tarda pas à voir le revers de la médaille ; son usage allait croissant quand tout à coup une révolution surgit contre cet agent. Lister lui-même qui l'avait prôné, ne fut nullement gêné pour trouver des griefs contre lui, et fut fortement secondé par les recherches de Gosselin et de M. Bergeron. Nous ne savons pour quel poids doivent compter dans la balance ces observations relatées par des auteurs évidemment compétents dans la question ? Nous ne savons non plus jusqu'à quel point l'acide borique peut influer sur le degré de vitalité des infiniment petits, ni sur la marche progressive de la kératite infectieuse ? Bien que M. le Prof. Panas ne reconnaisse à l'acide borique qu'une action antiseptique fort restreinte, nous nous garderons toutefois de vouloir contester la valeur scientifique de ces observations.

Pour nous, l'acide borique, employé exclusivement contre la kératite infectieuse de moyenne intensité, est impuissant à en enrayer la marche progressive. Mais il est d'une réelle efficacité dans les cas légers et aussi d'une grande utilité, comme adjuvant, dans les cas graves énergiquement combattus par la cautérisation.

c) Iodoforme. L'emploi de l'iodoforme en oculistique n'est pas de date récente. Déjà, en 1862, Rhigini (1) avait présenté à l'Académie royale de Belgique, un mémoire sur les avantages de l'iodoforme dans les ophthalmies purulentes. Ce chirurgien a particulièrement insisté sur les propriétés antiseptiques de

---

(1) Voir : Vossius, in A. V. Græfes's Arch. 29 *ter* Jahry.

cet agent, et a signalé, quelques années plus tard, son action analgésiante et résolutive; mais cet ouvrage, couronné par l'Académie de médecine, resta lettre morte pendant environ quinze ans. Ce n'est qu'en 1878 que Rava (1) apporte de nouveaux faits cliniques en faveur de l'iodoforme en pommade contre les ulcères de la cornée. Leber et Nieden publièrent aussi, les bons effets de cet agent contre les affections de nature spécifique et microbienne, comme la tuberculose et la kératite à hypopyon.

En Angleterre, M. J. Milles (2) emploie avec beaucoup de succès l'iodoforme dans les kératites infectieuses, là où plusieurs médications avaient complètement échoué. Deutschemann en 1883 et Vossius en 1885, ont également vanté l'iodoforme dans les processus ulcéreux de la cornée, et surtout contre l'ulcus serpigineux; Manolescu (de Bucharest) a aussi cité les bons effets de la pommade à l'iodoforme dans les diverses formes de kératite ulcéreuse avec ou sans hypopyon. Son travail, paru dans les Archives d'ophthalmologie (nov. 1882), est appuyé par plusieurs observations dont quelques-unes sont très concluantes.

Il ne faut pas néanmoins s'exagérer la valeur de l'iodoforme Nous l'avons vu échouer plus d'une fois dans les cas d'ulcère serpigineux, même précédé du *raclage* de l'ulcération comme Meyhöfer l'a recommandé, et pour notre part, nous nous rallions tout à fait aux conclusions du chirurgien allemand qui a expérimenté l'iodoforme sur une très vaste échelle :

1° « Le traitement médicamenteux, même au moyen de l'iodoforme, donne de très mauvais résultats.

» 2° L'iodoforme a une action très favorable sur les ulcères

(1) *Med. Times and Gaz.* 1878, N° 1468.

(2) Ophtalmi Hospital reports, Août 1882.

simples de la cornée et sur l'ulcère serpigineux après que celui-ci a été nettoyé par le *grattage* à la *curette*.

» 3° L'incision de la cornée, incision marginale à l'ulcère serpigineux, donne les meilleurs résultats. »

Meyhöfer ajoute que le *grattage* et l'iodoforme doivent être combinés; l'incision n'est pourtant pas superflue et il est des cas où il faudra y avoir recours (1).

d) Peroxyde d'hydrogène. — M. Landolt (2) a le premier fait connaître les propriétés antiseptiques du peroxyde d'hydrogène. A en croire l'auteur, l'eau oxygénée est un antiseptique puissant. Les microbes contenus dans le pus sont tués par l'oxygène qui se dégage et qui agit à l'état naissant, avec une puissance beaucoup plus considérable que l'oxygène ordinaire. Elle est surtout indiquée dans toutes les ulcérations de la cornée simples ou serpigineuses.

Voici comment le Dr Landolt apprécie le peroxyde d'hydrogène dans le traitement des ulcères serpigineux :

« Les ulcères serpigneux accompagnés d'hypopyon se modifient d'une façon très favorable au contact de l'eau oxygénée. On connaît la tendance destructive de cette affection, l'impuissance fréquente de la thérapeutique, pour peu que l'ulcération soit étendue et l'hypopyon considérable. C'est dans cet état que s'est présenté à notre clinique une femme dont l'œil droit était, depuis quinze jours, le siège d'un ulcère serpigineux. La cornée était infectée dans sa totalité, la chambre antérieure remplie de pus aux 3/4. Le mal était compliqué et aggravé par une suppuration du sac lacrymal. L'hypopyon ayant été évacué au moyen d'une kératotomie, le canal lacrymal incisé, et la perméabilité du canal rétablie, on procède à

(1) Klin. monastbl. par Aug. Mai 1884.

(2) *Arch. d'ophth.*, sept.-oct. 1882, p. 385-406.

des lavages, réguliers et fréquents, de la cornée et des voies lacrymales au moyen d'eau oxygénée. En même temps on instillait de l'ésérine. Au bout de quelques jours, l'infiltration purulente de la cornée avait disparu ; l'ulcération, enrayée dans sa marche, était en train de se réparer ; l'hypopyon ne s'était pas reproduit... (1) »

Sattler est moins élogieux dans ses publications. Il repousse l'eau oxygénée comme « peu efficace à cause de sa rapide décomposition lorsqu'elle est mise en contact avec les tissus. » Aujourd hui l'eau oxygéné est presque complètement abandonnée.

e) Nous ne ferons que mentionner l'*eau chlorée*. Préconisée par Horner, l'eau chlorée est employée fraîche et est renouvelée tous les cinq ou six jours quand il y a plusieurs cas de kératites infectieuses en traitement. Un pinceau trempé dans l'eau chlorée est directement exprimé sur l'ulcère de la cornée et promené principalement dans la direction où la purulence se montre progressive. Horner appuie l'efficacité de son remède sur plus de 300 cas d'hypopyon-kératitis pour lesquels il avait employé toute espèce de moyens, même la cautérisation directe. L'eau chlorée a été remplacée par plusieurs praticiens par la liqueur de Labaraque qui répond à peu près aux mêmes indications

f) *Biiodure d'hydrargyre.*—M. le professeur Panas, après avoir exposé son avis au point de vue de l'application de l'antisepsie, n'hésite pas à donner ses préférences au biiodure de mercure. De nombreuses recherches faites à l'Hôtel-Dieu ont démontré au savant chirurgien que le bi-iodure d'hydrargyre est le meilleur antiseptique. « Grâce à ces recherches, j'ai pu,

(1) Le peroxyde d'hydrogène dans la thérapeutique oculaire, Landolt. *Arch. d'ophth.* Sept.-Oct. 1882.

dit-il, me convaincre qu'une solution aqueuse de bi-iodure d'hydrargyre au 1/25000 était plus que suffisante pour empêcher toute putridité. Des macérations de foin restaient limpides au bout de deux et trois mois d'exposition à l'air. Quant à avoir une action irritante quelconque sur la conjonctive des animaux ou de l'homme, je n'en ai constaté la moindre, ni du côté de ces macérations rendues stériles, ni du côté du liquide préservateur employé seul. Le bi-iodure d'hydrargyre étant, comme on le voit, deux fois plus antiseptique que le bi-chlorure, on peut s'en servir à des doses infinitésimales. A part donc sa puissance antiseptique, la solution de ce sel à 1/250 ne se distingue guère, ni par la couleur, ni par l'absence de toute irritation locale, de l'eau distillée pure. » (1)

Il nous reste, avant de terminer cette longue énumération des antiseptiques employés contre la kératite infectieuse, à parler du sublimé.

g) Sublimé.

Le bi-chlorure d'hydrargyre, le parasiticide par excellence, devait être employé contre la kératite serpigineuse, sa nature infectieuse une fois bien établie.

C'est ce qui a eu lieu ; beaucoup d'oculistes y ont eu recours et le succès a répondu à leur attente dans un certain nombre de cas.

Le Dr Gillet de Grandmont citait encore ses bons effets, il y a quelques mois à peine, à la Société de médecine de Paris, et rapportait dans le Recueil d'ophthalmologie plusieurs observations assez concluantes. Il est vrai de dire que le Dr Gillet de Grandmont commence par pratiquer la kératotomie de Sœmisch, ce qui ne permet pas d'apprécier la valeur du sublimé employé *seul*, dans la kératite serpigineuse.

Voici comment Gillet de Grandmont applique sa médication.

---

(1) *Bull. Acad. méd.*, 24 mars 1885.

« Si je me trouve en présence d'une kératite à hypopyon avec sphacèle étendu de la cornée, je pratique immédiatement la kératotomie de Sœmisch et j'extrais de la chambre antérieure le bourbillon purulent à l'aide des pinces courbes qui sont restées plongées dans une solution de bi-iodure d'hydrargyre à 1/20000. Je lave ensuite cette chambre antérieure avec une seringue d'Anel munie d'une canule courbe, fine et remplie de la solution bi-iodurée. Au besoin, le bec de la canule est introduit entre les lèvres de la plaie ; mais le plus souvent cette pratique est inutile, car la cornée est si ramollie que le simple jet de liquide la soulève pour aller *rincer* l'angle irien où séjournait le pus. Le bi-iodure ne pourrait être remplacé par le bi-chlorure, parce que ce dernier sel étant éminemment coagulant pour les principes albumineux, l'évacuation du pus et du sang serait à peu près impossible.

» Après le lavage de la chambre, les bains de bi-chlorure d'hydrargyre à 1/2000 sont appliqués toutes les heures, puis toutes les deux heures, au moyen de petites œillères munies à l'extrémité de la partie qui s'applique sur l'œil d'un petit réservoir contenant 25 grammes de liquide, et qui se trouvent dans le commerce. Cette quantité de liquide me semble indispensable pour un bain de quatre à cinq minutes, pendant lequel, ayant appliqué l'œillère sur les paupières, le malade s'efforce de mettre le globe au contact du liquide. Au bout de quatre à cinq minutes, la cuisson devenant très vive, le bain doit être cessé pour être repris une heure ou deux heures après, suivant la gravité du mal. Dès que la suppuration a diminué, la médication peut être plus espacée. Au bout de huit jours, il faut généralement diminuer la proportion de sublimé à cause de l'irritation qu'il cause ; on a alors recours à une solution de 1/3000, et l'on espace encore les bains, en les continuant toutefois jusqu'à la cicatrisation complète. » (1).

(1) Gillet de Grandmont, *Recueil d'ophth.* p. 678. — 1886.

On jugera mieux de l'efficacité du traitement de la kératite à hypopyon par le sublimé, d'après la communication faite au 3e congrès médical de Chicago (1887) par le Dr Hotz, qui a rapporté plusieurs succès dus à l'emploi *exclusif* du bi-chlorure d'hydrargyre, sans aucune manœuvre chirurgicale, rien que des lavages avec la solution de sublimé à 1/5000 répétés toutes les heures; après quoi on applique sur l'œil une compresse imbibée du même liquide : bandeau compressif sur les deux yeux. Au bout de 12 ou 24 heures, l'amélioration est d'ordinaire très évidente. On diminue alors le nombre des lotions et, quand l'hypopyon a disparu, on se contente de trois lavages par jour.

Le Dr Montgomery (de Chicago), après six mois d'expérience, n'a qu'à se louer de ce mode de traitement qui n'est guère applicable que dans un service d'hôpital. On ne peut confier le soin de ces lavages à l'entourage du malade ; il faut surveiller de près le traitement, si l'on veut qu'il réussisse.

Le Dr Chibret avait déjà signalé les bons effets qu'on peut attendre du sublimé dans le traitement de la kératite infectieuse, mais à la condition essentielle de l'employer très largement en irrigations fréquentes. L'instrument dont le Dr Chibret se sert à cet usage, est un simple siphon, du modèle employé pour les irrigations nasales.

« J'ai commencé, disait-il à l'un des derniers congrès, par essayer la puissance du sublimé dans le traitement des kératites à hypopyon dont l'origine infectieuse n'est plus douteuse depuis les belles expériences de Lebert. J'ai été surpris d'une énorme réduction dans la sécrétion purulente si abondante avec les autres modes de pansement, sans en excepter les cautérisations ignées.

» Vis à vis de certaines formes très graves qui résistent à tous les moyens : sondages avec débridement du canal nasal, injections des voies lacrymales, iodoforme, acide borique et autres antiseptiques combinés avec la cautérisation ignée, j'ai obtenu l'arrêt de l'affection par l'emploi méthodique du sublimé. » (1)

De tous ces agents, lequel choisirons-nous ?

Nous avouons qu'il est difficile d'y répondre ; mais nous pouvons, dès à présent, avancer que tout choix décisif serait mauvais.

« Chaque ophthalmologiste vante son antiseptique et s'en trouve bien, a dit le Dr Abadie. C'est uniquement parce que n'importe lequel de ces lavages rend la plaie aseptique. »

C'est aussi l'opinion de De Wecker :

« Tout en admettant comme incontestables les résultats des pansements antiseptiques, nous avons néanmoins la conviction qu'ils agissent par l'entraînement mécanique dû au liquide aseptique et non par une action germicide et une destruction des germes sur place. »

En effet, la durée d'action d'un lavage antiseptique est absolument insuffisante pour détruire ces germes, empêcher leur reproduction; car en se mettant dans des conditions autrement favorables pour la stérilisation, comme on peut le faire dans un laboratoire en expérimentant sur des fils de soie imprégnés de germes et qu'on laisse séjourner dans le liquide antiseptique, on voit qu'il faut un temps bien plus long. Ainsi un fil de soie imprégné de spores de charbon, ayant séjourné 10 minutes dans une solution de sublimé à 1/10.000 et qu'on lave ensuite pendant longtemps dans de l'alcool, introduit sous la peau du dos d'une souris, lui communique le charbon et la tue (Kock).

En basant donc les faits cliniques sur les expériences de laboratoire, on est forcé de rapporter les résultats indéniables

(1) *Bulletin de la Soc. Franç. d'ophth.*, 1885, p. 205.

que donne l'antisepsie à l'action mécanique des lavages avec une eau véritablement *pure*, ou à son défaut, avec une eau rendue non nuisible par l'adjonction d'un antiseptique suffisant.

Est-ce à dire qu'il faille rejeter entièrement les antiseptiques ! Évidemment non : nous croyons que s'ils n'agissent pas directement sur les micro-organismes, en les détruisant, ils en arrêtent au moins l'évolution.

C'est pourquoi on doit considérer, dans la maladie qui nous occupe, deux variétés distinctes : une variété relativement bénigne qui pourrait céder à des moyens peu énergiques et sur laquelle les préparations antiseptiques employées seules pourraient avoir une influence favorable ; puis, une autre variété, particulièrement grave, infectieuse, qui détruit la cornée avec une rapidité telle que l'intervention chirurgicale est de rigueur.

Les lotions antiseptiques dont nous voyons faire usage à la clinique de M. le docteur Dujardin, dans les cas de kératite infectieuse, sont les suivantes :

1° Acide borique 10 grammes.
Acide salicylique 0.50 centigr.
Eau distillée 250 gr.

2° Sublimé 0.10 centigrammes.
Eau distillée 200 grammes.

De petits tampons d'ouate hygroscopique sont trempés dans ces solutions, et appliqués sur les paupières de l'œil malade. Pour laver la conjonctive et surtout l'intérieur des culs-de-sac, on se sert soit d'une poire en caoutchouc, ou mieux d'un petit irrigateur dont la force du jet débarrasse mieux la conjonctive de tous les micro-organismes et germes infectieux, répandus ou cachés dans les replis.

CHAPITRE IV.

Traitement chirurgical.

Le traitement chirurgical comprend plusieurs modes d'intervention :

1° La paracentèse cornéenne, suivie du lavage antiseptique de la chambre antérieure ;

2° La kératotomie ou opération de Sæmisch ;

3° L'iridectomie ;

4° Le nettoyage méthodique de l'ulcère avec une curette tranchante ;

5° Enfin, la cautérisation ignée ou galvanique.

§ 1. — Paracentèse cornéenne.

Les anciens n'ignoraient pas la paracentèse cornéenne : frappés des bons effets que donne la perforation spontanée, Aétius, Galien ponctionnaient la chambre antérieure et mettaient ainsi en pratique le vieil adage bien connu : *quo bene vergit natura eô ducendum.* Mais là se bornait leur technique opératoire, et il faut arriver à la fin du XVIe siècle pour voir la paracentèse accompagnée d'injections détersives.

Les premiers lavages de la chambre antérieure qui nous soient connus ont été pratiqués méthodiquement par Saint-Yves et décrits dans son traité en 1722. Ces lavages avaient pour but d'*entraîner hors de l'œil* les hypopyons (1). On les faisait avec une infusion aromatique.

La seconde mention de pareils lavages, ceux-ci destinés à débarrasser la chambre antérieure de collection sanguine, a été faite au Congrès de Heidelberg par Heyman (2). Mais c'est surtout à M. le Prof. Panas, que revient l'honneur d'avoir appliqué le premier, systématiquement, les lavages de la chambre antérieure et communiqué les résultats de ses expériences, en 1886, à l'Académie de Médecine de Paris.

L'idée prédominante du professeur de l'Hôtel-Dieu, est « de pousser l'antisepticisme jusque dans la profondeur de la chambre antérieure, dans l'intention de faire disparaître toute suppuration. » (3)

Le liquide employé est formulé ainsi :

Eau.....................	1.000 gr.
Alcool..................	20 gr.
Bi-iodure de mercure	0 05 centigr.

M. Panas emploie, pour faire ces lavages, une seringue d'un modèle spécial, avec piston en amiante pour pouvoir le désinfecter par le flambage. Cette seringue n'est d'ailleurs pas indispensable pour pratiquer le lavage de la chambre anté-

(1) Saint-Yves. Nouveau traité des maladies des yeux, Paris, 1722, p. 224.
(2) Klin. Monatsblatt., 1864, p. 365.
(3) De Wecker. *Ann. d'ocul.* Antiseptie oculaire, p. 129, 1886.

rieure. On pourrait très bien utiliser à cet effet la *curette* à succion de Bowman, ou même un simple compte-gouttes terminé par un ajutage aplati comme l'a fait le Dr Terson.

La paracentèse suivie d'injections antiseptiques a donné d'excellents résultats, mais on doit les attribuer plutôt à l'entraînement mécanique au dehors des matières septiques qu'à l'action directe de ces antiseptiques sur les micro-organismes.

« L'irrigation de la chambre antérieure, à *titre de désinfection*, ne nous inspire qu'une confiance limitée ; l'action germicide du liquide injecté, et étalé en bien faible quantité dans l'intérieur de l'œil, ne nous paraît pas assez puissante pour amener le résultat poursuivi, dans le cas où des germes ont réellement pénétré dans la chambre antérieure. En effet, d'après les études expérimentales de bactériologie, ce n'est pas une action d'un instant ou même de quelques minutes du liquide désinfectant qui peut détruire les germes, il faut pour cela un contact se prolongeant bien au-delà du temps pendant lequel on peut admettre que la chambre antérieure renferme encore des traces de substance antiseptique. » (1)

La paracentèse a été tantôt pratiquée *in situ*, sur l'emplacement de l'ulcère et à l'endroit de la plus grande profondeur, tantôt à *distance*, à la partie déclive de la chambre antérieure, pour donner une issue plus libre à l'épanchement purulent. Les anciens le faisaient très largement avec une sorte de lancette ; de nos jours où l'outillage de la chirurgie oculaire a été singulièrement perfectionné, on emploie tantôt la *broad needle* des Anglais, tantôt un simple petit couteau triangulaire avec arrêt pour limiter l'étendue de la ponction, enfin quelquefois aussi le couteau de Græfe. Le choix de l'instrument importe peu, ce qui est nécessaire, c'est de pratiquer la ponction de la cornée bien largement ; faute de quoi, le pus qui forme une

---

(1) De Wecker. *Annales d'oculistique*, p. 134. — 1886.

sorte de bourbillon épais ne sortira pas, ou il faudra l'extraire péniblement avec une pince introduite dans la chambre antérieure.

§ 2. — Kératotomie.

La Kératotomie consiste, on le sait, à introduire un couteau de Græfe dans la chambre antérieure, à un millimètre du bord de l'ulcère et dans le tissu sain, et à faire la contre-ponction du côté diamétralement opposé et de la même manière, à un millimètre du bord de l'ulcère ; puis, par un mouvement de va-et-vient, on sectionne d'arrière en avant les tissus malades. Un bandage compressif est alors appliqué sur la région, et toutes les 24 heures, sinon plusieurs fois par jour, à l'aide d'un stylet mousse, on rouvre la plaie en permettant ainsi à l'humeur aqueuse de s'écouler au dehors et d'entraîner avec elle le pus et les matières septiques.

Ce mode de traitement a été mis en honneur pendant assez longtemps en France et est encore employé par les partisans de Sœmisch, qui ont cru trouver dans cette opération un remède souverain à l'ulcère grave de la cornée.

En l'appliquant, l'auteur s'est proposé deux buts principaux : diminuer par l'ouverture de la chambre antérieure la pression intra-oculaire qui joue un si grand rôle dans les affections intra-oculaires, et entraîner au dehors, par la réouverture fréquente de la plaie chirurgicale, l'humeur aqueuse altérée par les produits septiques.

Sans vouloir amoindrir en quoi que ce soit l'insigne service que la découverte de Sœmisch a rendu à l'humanité, nous nous croyons cependant autorisé à lui reprocher, avec la plupart des auteurs, les faits suivants : en voulant diminuer la pression intra-oculaire, l'auteur ne s'expose-t-il pas à des dangers beaucoup plus graves. En vidant subitement la chambre antérieure, on supprime brusquement la tension oculaire et l'iris est propulsé en avant; or, l'iris étant le plus souvent altéré et enflammé, n'a-t-on pas à craindre de le voir faire hernie et adhérer à la plaie déjà faite. On aurait alors une complication difficile à guérir, très dangereuse pour l'avenir, en raison des lésions qui peuvent éclater du côté de la vision.

Ce dernier reproche est des plus sérieux, et les statistiques que nous établissons plus loin, ne sont pas de nature à nous donner un démenti. Les conditions de la guérison au point de vue de l'importance du leucôme, de la courbure de la cornée, de la prévention des dangers étant mises à part, quels ennuis pour le chirurgien. Le traitement par la Kératotomie de Sœmisch ne peut guère se pratiquer qu'à l'hôpital. Il est nécessaire d'opérer la réouverture de la plaie au moins toutes les 24 heures et mieux encore toutes les 12 heures, et si le malade n'est partout dans une étroite surveillance, bien souvent le traitement sera infructueux. Nous ne voulons pas faire entrer en ligne de compte la période longue et pénible que demande l'ulcère pour donner une cicatrisation solide et régulière.

§ 3. — Iridectomie.

L'iridectomie avait été proposée à la place de la paracentèse, surtout lorsqu'il y avait menace de perforation.

Mackensie disait à ce sujet qu'il fallait toujours y regarder à deux fois avant d'agir, l'intervention ne pouvant avoir pour but que de faire disparaître un symptôme. Les partisans de l'iridectomie faisaient valoir qu'il faudrait toujours en arriver là plus tard et que cette intervention serait utile, par la suite, au point de vue optique; mais nous savons que cette opération ayant eu lieu en pleine période inflammatoire, la pupille artificielle sera bientôt refermée par des exsudats et qu'elle ne pourra être d'aucune utilité optique.

Actuellement on sait que l'iridectomie optique n'est indiquée que dans le cas où un leucôme se trouverait en face de l'ouverture pupillaire. Encore faut-il, en prenant les précautions antiseptiques les plus minutieuses, n'intervenir que longtemps après la guérison de l'ulcère infectieux.

Mentionnons le *nettoyage méthodique de l'ulcère avec une curette tranchante*, préconisé par le docteur Ange Verdèse et qui consiste à râcler rudement la surface de l'ulcère, surtout les bords, de façon à pratiquer une véritable résection du bord pultacé ; et, en même temps, à balayer la cornée avec un pinceau contenant une solution d'acide borique (4 %) et de borate de soude, de façon à faire disparaître l'élément infectieux et à l'empêcher de se reproduire.

Citons aussi le traitement de l'hypopyon par le *massage* de l'œil au moyen duquel le docteur Just vit la résorption du pus se faire d'une façon exceptionnellement rapide. Pagenstecher en indique le manuel opératoire. Appliquant le pouce ou l'indicateur sur l'une ou l'autre paupière, près de leur bord libre, il pratique de légères frictions se succédant très rapidement et sans exercer une trop forte pression.

Les séances de massage doivent être quotidiennes et durer de 1 à 5 minutes. D'après l'auteur, le massage agit sur la circulation sanguine et lymphatique de l'œil, et, en vidant les vaisseaux de leur contenu, favorise la résorption de l'hypopyon.

§ 4. Cautérisation ignée.

Les premiers essais de cautérisation ignée, appliquée à l'organe de la vision, sont de date récente. Sans vouloir faire l'historique de la question, nous devons rappeler que c'est à l'éminent chirurgien de Lyon, M. Gayet, et à M. Martinache, de San Francisco, qu'appartient l'honneur d'avoir rendu pratique une méthode dont les applications étaient limitées jusque-là à la chirurgie générale.

M. Gayet, après s'être assuré par des expériences répétées sur des animaux de l'innocuité de la cautérisation ignée, de sa limitation facile et de ses résultats rapides, l'avait employée chez l'homme avec un succès remarquable, et dans sa communication à la Société de Chirurgie du mois de janvier 1877, il venait rendre compte à cette savante assemblée des faits qu'il avait observés.

M. Gayet citait des cas graves traités et guéris par un mode spécial de cautérisation, la *cautérisation ignée*. La pratique de M. Martinache était donc complètement inconnue à ce savant professeur ; aussi ne faut-il pas s'étonner de voir un de ses élèves, le Dr Passerat, dire bientôt après, à propos du même sujet : « C'est un honneur pour M. le professeur Gayet d'avoir introduit dans la thérapeutique oculaire un agent nouveau et aussi énergique ; car, ajoute-t-il, je n'ai trouvé nulle part une indication prouvant que la cautérisation ignée ait été appliquée sur l'œil même dans un but thérapeutique. » C'est alors que M. Martinache réclama la priorité de ce traitement, et fit connaître dans les Annales d'oculistique (Juillet-Août 1878) plusieurs observations à l'appui de sa thèse.

M. Gayet reconnut la justesse de la réclamation de son confrère américain, malgré l'insuffisance des détails contenus dans le *Jahresbericht*. Après les remarquables succès obtenus par les deux chirurgiens, cette méthode fit promptement des adeptes.

Dès 1878, M. Coursseran présentait à la Société de chirurgie les effets obtenus par l'application des pointes de feu sur la cornée.

Plus tard, le même auteur, revenant de nouveau sur ce sujet, en donnait un rapide historique et faisait paraître, dans *la France médicale*, des résultats très avantageux. En 1879, à la session annuelle d'Heidelberg, Sattler annonçait à ses collègues qu'il en avait retiré de grands avantages. Ces bons effets furent également proclamés au congrès de Cambridge, et le Dr Fresch l'utilisait avec succès à la clinique de Von Arth dans les abcès de la cornée et les ulcères rongeants. Enfin au congrès ophthalmologique de Milan, M. le Dr Georges Martin, de Bordeaux, exposant le résultat de ses observations sur la cautérisation ignée disait que, pendant un an, il avait traité tous les ulcères de la cornée par cette méthode et que les résultats obtenus avaient toujours été excellents.

M. Grandenigo (de Padoue) émettait la même opinion; il emploie cet agent thérapeutique depuis quelques années, et il affirme que là où les autres moyens avaient échoué, le fer rouge lui avait toujours réussi. Dans la même session, M. le docteur Cadei vint confirmer les résultats de son compatriote. Après avoir d'abord employé le cautère dans les cas graves, il ne tarda pas à étendre cette pratique à tous les abcès, et il n'eut qu'à s'en féliciter. M Armaignac fait connaître aussi, dans la *Revue d'oculistique du Sud-Ouest* (1882), le résultat de sa pratique. Il rapporte le cas d'un individu atteint de dacryocystite chronique, et chez lequel survint un ulcère serpigineux et un hypopyon consécutif. Les antiseptiques échouèrent complètement, mais la guérison fut rapide après l'emploi du cautère actuel. MM. de Wecker et Masselon ont aussi employé avec succès la cautérisation ignée en pareille occurrence.

On le voit, la cautérisation ignée laisse complètement dans l'ombre la kératotomie et a sur elle des avantages réels.

Au point de vue de la douleur, on peut citer des observations de malades chez lesquels la cautérisation ignée a été pratiquée sans que les patients en aient été désagréablement influencés. Les uns comparent la sensation perçue à un frottement léger, les autres à l'effet que produit une goutte d'eau tombant dans l'œil. On voit donc que la souffrance consécutive à cette opération est nulle, et qu'il ne faut pas hésiter à y recourir dès qu'on en constate l'opportunité. Une des propriétés principales du fer rouge, celle à laquelle beaucoup d'ophthalmologistes attribuent une large part dans les succès obtenus, consiste dans son action antiseptique. De plus, la cautérisation ignée offre sur l'opération de Sœmisch la commodité de pouvoir être appliquée sur la cornée tout entière : soit qu'un ulcère en occupe la partie centrale, soit qu'il en occupe le limbe, il est toujours facile de le traiter par le fer rouge.

Dans les ulcères périphériques, l'opération de Sœmisch serait impraticable à cause du danger que présenterait la blessure probable du corps ciliaire, entraînant fatalement la phtisie de l'œil.

Mais ce n'est pas seulement en application superficielle qu'on peut employer le fer rouge; la cautérisation avec paracentèse donne de très beaux résultats et réussit souvent là où un usage trop timide du cautère actuel n'avait produit qu'une action palliative. Nos observations en feront foi.

Pour le docteur G. Martin, ce n'est pas uniquement comme agent antiseptique qu'agit le fer rouge porté sur la cornée : il lui attribue, non sans raison, une autre influence. Pour lui, c'est en diminuant la pression intra-oculaire que la paracentèse ignée produit d'aussi bons effets, et amène une amélioration aussi rapide.

La perforation est, en effet, le seul moyen efficace que nous possédons pour faire cesser immédiatement la sensibilité de la partie ulcérée. Elle procure, sans qu'on ait besoin de recourir à une nouvelle intervention, une sortie aisée de l'humeur aqueuse. Ce n'est pas, en outre, une opération qui présente de grandes difficultés, et qui expose à des accidents. Avec quelque habileté et en se servant d'un fil de platine porté au rouge par le passage de l'électricité, on arrive facilement à opérer la transfixion de la cornée sans faire courir au malade le moindre danger.

§ 5. Cautérisation galvanique.

Nous avons réservé, pour la fin de ce travail, la cautérisation galvanique, la plus récente des méthodes chirurgicales préconisées contre la kératite à hypopyon.

Autrefois employé par Tavignot dans les affections des voies lacrymales, le galvano-cautère était tombé dans un discrédit complet, et ce n'est que depuis quelques années que cet instrument a repris, dans la thérapeutique oculaire, une place importante, la première, nous n'hésitons pas à le dire, lorsqu'il s'agit de guérir une kératite infectieuse.

On sait en quoi consiste le galvano-cautère : un fil de platine replié en pointe, logé dans un manche portant les rhéophores qui le mettent en communication avec les pôles d'une batterie. Lorsqu'on ferme le circuit, l'anse de platine rougit aussitôt et le fil reste incandescent, jusqu'au moment de la rupture du courant.

Diverses piles ou batteries sont en usage pour actionner le galvano-cautère. On se sert le plus souvent d'éléments au bichromate de potasse (pile de Grenet), en nombre suffisant, et différentes dispositions ont été imaginées pour graduer l'intensité du courant, ce qui permet de faire passer à volonté du rouge clair au rouge sombre l'anse de platine incandescente.

Les piles à treuil ou crémaillère remplissent ce but. Les accumulateurs d'électricité peuvent être également employés, et sont plus transportables en général que les piles proprement dites. Comme nous l'avons déjà dit plus haut, la cautérisation galvanique est de date récente. En 1878, le Dr Legroux (de Lille) lisait à la Société de chirurgie un travail intéressant sur le traitement de la phlyctène kératique par la cautérisation galvanique. En 1881, au congrès de Londres, le docteur Martin (de Cognac) exposait l'utilité du galvano-cautère dans certaines formes d'ulcères de la cornée, ne se contentant pas d'agir seulement sur la surface de cette membrane, mais pénétrant au besoin dans la chambre antérieure à travers le tissu détruit de la cornée. L'année suivante, les docteurs de Wecker et Masselon reprenaient la question dans un article paru dans les *Annales d'oculistique* (1). citant les bons effets qu'ils avaient obtenus de la galvano-puncture dans le décollement de la rétine et dans plusieurs cas de kératite infectieuse. Toutefois, le docteur de Wecker n'hésite pas à reconnaître, contre le véritable *ulcus rodens*, la supériorité de la kératotomie. « Ce n'est, dit-il, que lorsque l'opération de Sœmisch a dû être exécutée très complètement, et qu'en dépit de la réouverture de la plaie et du pansement antiseptique, on voit que l'infiltration purulente de la cornée continue sa marche progressive, qu'on procède à une nouvelle ouverture de la section cornéenne, le 3e ou 4e jour, au moyen du petit cautère galvanique, qu'on promène dans toute l'étendue de la plaie laissée par la kératotomie, sans pénétration dans la chambre antérieure. » A l'étranger, la fortune du galvano-cautère n'est pas moindre ; elle trouve en Sattler un énergique partisan, et, au Congrès de Copenhague (1884), le Dr Nieden (de Bochum) vient exposer les résultats de sa pratique qui démontrent, sans conteste, la supériorité du galvano-cautère comme méthode de traitement des ulcères infectieux de la cornée.

---

(1) *Ann. d'ocul.* 1882, t. 1, p. 39 Emploi de la galvano-caustique en chirurgie oculaire.

Nous reproduisons ici les chiffres de sa statistique :

RÉSULTATS.	INCISION (113 cas).	Iodoforme (63 cas).	Cautérisation linéaire (68 cas).	Galvano-cautère (100 cas).
Phthisie de l'œil..	9,7 % (11 %)	6,3 %	1,4 %	0 %
Leucôme adhérent	26,5 % (22 %)	93,6 %	28 %	3 % leuc. adh.
Taie.............	61 % (70 %		66,2 %	9 % leuc.
Inconnu	3,5 % (4 %)	»	4,4 %	8 % taie.
Durée du traitement..	»	20 jours	30 jours.	13 jours 5.

Ce tableau est de R. Fisch et a été publié par Nieden, *Archives of ophthalmology*, Mars 1885.

La découverte des propriétés anesthésiantes de la cocaïne (1885) a beaucoup contribué à vulgariser l'emploi du galvano-cautère dans la chirurgie.

Pour pratiquer la cautérisation galvanique sur le globe oculaire, plusieurs conditions sont nécessaires : 1° l'immobilité absolue du malade ; 2° l'écartement des paupières ; 3° la sûreté d'action de l'opérateur et la rapidité de l'exécution.

1° En effet, si le patient fait un mouvement, on peut cautériser trop fort, soit en profondeur, soit en largeur, et même n'atteindre que les parties saines et non les parties malades. On évite cet accident en endormant les enfants, et en anesthésiant le globe oculaire des adultes par quelques gouttes de chlorhydrate de cocaïne au 1/20.

2° Si les paupières ne sont pas bien relevées, on peut les toucher sans en avoir l'intention. L'opérateur ne peut s'en occuper, car il a besoin d'une main pour fixer le globe oculaire avec une pince et de l'autre pour manier le galvano-cautère. Enfin, la main d'un aide qui maintiendrait les paupières écartées gênerait le chirurgien ; il faut donc placer le blépharostat. Les dernières conditions s'imposent d'une manière évidente et sont parfaitement réalisées par le galvano-cautère. L'instrument est construit de telle sorte que l'opérateur le tienne très près de la surface chauffée et aussi légèrement qu'un porte-plume. Il est porté instantanément au rouge-clair, de sorte que le chirurgien, le tenant à froid au niveau de la partie qu'il veut cautériser, n'a besoin ni de le déplacer, ni d'attendre. L'incandescence est très *rapide*, *uniforme* et soutenue, pendant toute la durée de l'opération ; il est, en effet, incommode de faire la cautérisation à plusieurs reprises.

Devant un tel instrument, tous ceux déjà mis en usage restent complètement dans l'ombre. Le stylet d'acier met trop longtemps à devenir rouge et se refroidit trop vite On voit souvent le chirurgien obligé de le chauffer à deux reprises différentes ; de plus, l'opérateur ne peut le tenir assez près de l'extrémité incandescente.

Nous n'adopterons pas davantage le thermo-cautère. Il est moins maniable que le galvano-cautère, même avec la pointe très fine qu'on a construite spécialement pour la chirurgie oculaire.

La dacryocystite se rencontrant très souvent chez les gens atteints d'ulcère serpigineux, et la suppuration provenant des voies lacrymales étant la cause presque unique de l'infection cornéenne, il est indiqué, avant de procéder à la cautérisation galvanique, de tarir cette suppuration et de rendre aseptique les produits déversés par le sac lacrymal dans les culs-de-sac conjonctivaux. Pour ce faire, on débride les points lacrymaux supérieur et inférieur jusqu'à leur abouchement dans le sac. On transforme en une large gouttière à ciel ouvert les deux canalicules lacrymaux. L'écoulement du pus devient facile et les lavages à grande eau du sac et du canal ne présentent aucune difficulté.

Avant de procéder au lavage, on cathétérise le canal avec une sonde de Bowmann (n° 2), de façon à égaliser le conduit et empêcher la stagnation du pus en arrière de petits rétrécissements qui pourraient s'y rencontrer. Le sac lacrymal ayant été bien détergé avec une seringue d'Anel ou autre chargée d'eau boriquée à 4 °/₀, on nettoie avec le plus grand soin les culs-de-sac conjonctivaux avec du coton hydrophile trempé dans la solution de sublimé au 1/2000. La cornée étant bien insensibilisée avec une solution de chlorhydrate de cocaïne au 1/20, on procède à la cautérisation de l'ulcère à l'aide du galvano-cautère.

Deux cas peuvent se présenter :

a) Il n'y a pas de pus dans la chambre antérieure, ou tout au moins l'hypopyon est insignifiant ; *b*) l'hypopyon est très abondant : le pus remplit le tiers ou même la moitié de la chambre antérieure.

a) Dans le premier cas, on touche avec la pointe rougie à blanc tous les points de l'ulcération, quelle que soit son étendue, et dépassant même légèrement les limites du mal. Le lendemain, on constate que la marche de l'ulcération est complètement enrayée, et même que les points d'infiltration disséminés sur la cornée, en dehors de l'ulcération, ont disparu.

b) Dans le second cas, après avoir promené la pointe du galvano-cautère sur toute la surface de l'ulcère, on termine en enfonçant cette petite pointe dans la chambre antérieure. L'humeur aqueuse est projetée au dehors, et entraîne avec elle le pus, absolument comme dans les cas où l'on pratique la transfixion de Græfe.

Au premier abord, cette façon de procéder peut paraître très dangereuse. Elle ne l'est nullement.

C'est merveille de voir comme l'œil supporte le fer rouge. Chaque fois qu'on pratique cette opération, on est stupéfait de voir l'état de l'œil le lendemain de l'intervention.

De pus, dans la chambre intérieure, il n'y a plus traces. La cornée, la veille encore infiltrée dans presque toute son étendue, a repris sa transparence. La chambre antérieure est reformée. Seul est visible le point où la cornée a été cautérisée et où s'est faite la perforation chirurgicale. De jour en jour, ce leucôme diminue d'étendue, pour disparaître presque en totalité dans les trois ou quatre semaines suivantes.

Comme adjuvant au traitement, il est indispensable d'employer le sulfate neutre d'ésérine pur et frais, et des lotions boriquées dans le courant de la journée.

En résumé, la conduite à suivre, en présence d'un ulcère infectieux, est la suivante :

1° Débrider les points lacrymaux supérieur et inférieur, et irriguer *largâ manu* les voies lacrymales, avec une solution antiseptique. (Solution boriquée à 4 %) ;

2° Laver les culs-de-sac conjonctivaux avec la solution de sublimé au 1/2000 ;

3° Cautériser toute la surface de l'ulcération à l'aide de la pointe du galvano-cautère ;

4° S'il y a du pus dans la chambre antérieure, perforer la cornée avec la même pointe et évacuer le pus ;

5° Instiller dans l'œil malade, quatre fois par jour, cinq à six gouttes d'un collyre au sulfate d'ésérine au 1/200 (1).

On pourra également utiliser les propriétés calmantes de

---

(1) *Union Médicale*. Traitement de l'ulcère serpig., par le Dr Dehenne.

l'*antipyrine* contre les violentes douleurs qui accompagnent la Kératite à hypopyon.

L'action analgésique, de l'antipyrine à la dose de 1 à 2 grammes par jour, est très manifeste; dans certains cas elle nous a paru supérieure à celle de la morphine ou du chloral, offrant en outre l'avantage de ne pas contrarier les fonctions digestives (1).

Dans l'obs. XXI, ces bons effets de l'antipyrine sont évidents.

---

(1) Voir à ce sujet : L'antipyrine dans la pratique oculaire ; Kacaourow Analysé dans *Revue générale d'ophth.*, 1886, p. 240.

Antipyrine as an analgesic in inflammations of the cyc. Dr Post. *Amer. Journ. of ophthalmology*, August. 1887.

L'Antipyrine contre les douleurs oculaires, par le Dr Dujardin, *ou Journal des Sciences méd.* de Lille, 4 Nov 1887.

OBSERVATIONS *(inédites)*.

Sur environ mille malades qui se sont présentés à la Consultation, du 1er Août 1887 jusqu'à la fin du mois de décembre, la Kératite a hypopyon a été observée 23 fois. Généralement la maladie datait déjà de quelques jours lorsqu'on voyait les malades pour la première fois. Dans certains cas désespérés, la cornée entièrement envahie par le pus ne formait plus qu'une sorte de magma purulent.

Voici d'ailleurs l'histoire abrégée de ces différents cas :

Observation I.

Cassé J..., âgé de 62 ans, tailleur de meules ; ses mains sont tatouées par de nombreux éclats de fer, accident commun dans la profession. Plusieurs Kératites antérieures, d'origine traumatique, ont laissé de nombreuses taies. Les yeux larmoient habituellement, mais en pressant sur les points lacrymaux, on ne fait pas sortir de muco-pus.

Actuellement, Kératite suppurée occupant environ le 1/3 de la superficie cornéenne, à la partie inférieure ; douleurs violentes s'irradiant dans les diverses branches de la 5e paire.

Le 2 Août, on promène le galvano-cautère sur toute la surface contaminée en finissant par une ponction qui donne issue à un bourbillon de pus. Lavages boriqués (4/100).

Le lendemain amélioration notable : les douleurs ont presque disparu entièrement, la Kératite paraît avantageusement modifiée.

On continue les lotions antiseptiques boriquées et on prescrit deux instillations quotidiennes de collyre à l'ésérine. La maladie suit une marche favorable et se termine en trois semaines.

Observation II.

François Blanchart, 60 ans, tailleur de pierres ; blessé à l'œil droit par un éclat, se présente au Dispensaire avec une Kératite infectieuse siégeant au centre ; hypopyon considérable. Symptômes généraux ordinaires de l'*ulcus serpens* : douleurs hémicrâniennes, perte de sommeil, anorexie, facies misérable.

Le 4 Août, cautérisation de toute la surface ulcérée, avec ponction finale faite avec la pointe du galvano-cautère : on ne cherche pas à faciliter la sortie complète de l'hypopyon dont une partie reste dans la chambre antérieure.

Le lendemain on constate que tout le pus est sorti par le trajet de la ponction resté fistuleux, circonstance favorable qui établit un véritable drainage. Les douleurs ont cessé, la nuit a été excellente.

Au bout de six jours la fistule cornéenne est cicatrisée, la chambre antérieure s'est reformée, l'œil a repris son tonus normal.

Comme dans l'observation précédente, on n'a pas ménagé les lotions avec la solution antiseptique à l'acide borique. Au bout d'un mois il reste un lencôme central encore très épais. A la fin d'octobre, on pratique une iridectomie optique à la partie externe de la cornée, choisie comme étant la partie restée la plus transparente. L malade récupère une portion notable de son acuité visuelle.

Observation III.

Mistrebèke Francine, 39 ans, journalière à Roubaix. Œil gauche perdu depuis longtemps et atrophié. L'œil droit présente de nombreuses taies disséminées sur toute la surface de la cornée ; de plus, en un point, destruction ulcéro-suppurative avec léger hypopyon. État général mauvais : douleurs nocturnes très violentes.

Cautérisation de la surface ulcérée, sans ponction, vu la petite quantité de pus qui séjourne dans la chambre antérieure. Lavages boriqués, collyre à l'ésérine.

Une seule cautérisation galvanique a réussi à faire disparaître les douleurs, et dès lors l'affection prend une tournure favorable : guérison rapide avec une taie insignifiante au point touché par le galvano-cautère.

Observation IV.

Collier J.-B., 68 ans, ouvrier de ferme, entre au Dispensaire, dans la première quinzaine d'Août, pour une Kératite infectieuse de l'œil droit occupant le centre de la cornée : hypopyon assez abondant. L'affection remonte à dix jours et a été contractée pendant les travaux de la moisson.

L'œil gauche est perdu depuis deux ans ; à en juger par l'état actuel, et d'après les renseignements fournis par le malade, on peut croire que cette cécité de l'œil gauche est la conséquence d'une Kératite des moissonneurs. On constate un vaste leucôme central adhérent à la presque totalité du sphincter pupillaire ; à peine distingue-t-on encore une petite portion de l'espace pupillaire, en haut et en dedans.

Aucune trace de dacryocystite, fréquente on le sait dans ces sortes de Kératites.

Le 14 Août, cautérisation galvanique de l'ulcère central de l'œil droit, sans ponction de la chambre antérieure. Dès le lendemain, les douleurs qui étaient très violentes avant l'intervention, sont calmées et la maladie présente un tout autre aspect : l'hypopyon a beaucoup diminué ; au bout de huit jours tout le dépôt purulent est résorbé !

Le 30 Août, irédictomie supéro-interne, dans un but optique, à l'œil gauche. Par la pupille ainsi agrandie on constate une opacification du cristallin qui nécessitera plus tard son extraction, si on veut obtenir une bonne acuité visuelle.

Vers la mi-septembre, Collier quitte le Dispensaire bien guéri de sa Kératite infectieuse de l'œil droit, avec une vue relativement bonne, malgré sa taie centrale qui persiste encore.

Observation V.

Coplo Pierre, 55 ans, forgeron, se présente à la consultation du 16 Août, pour une blessure de l'œil gauche datant de dix jours et qui a déterminé une Kératite serpigineuse déjà très étendue ; foyer purulent près du centre de la cornée ; hypopyon assez abondant. Violentes douleurs névralgiques, pas de sommeil.

On touche largement l'ulcère avec le galvano-cautère, mais avec la précaution de ne pas pénétrer dans la chambre antérieure.

Le lendemain, les douleurs ont cessé, l'œil s'ouvre plus aisément et la Kératite paraît enrayée dans sa marche progressive. Disparition de l'hypopyon au bout de huit jours.

Collyre au sulfate d'ésérine et lavages boriqués.

La vue, complètement abolie dans les premiers temps de la maladie, revient peu à peu. Il reste un leucôme assez épais à la partie externe, mais qui s'éclaircit graduellement.

Au bout d'un mois, Coplo peut reprendre son travail.

Observation VI.

Louis Gide, 71 ans, ouvrier de ferme, demeurant à Ypres, vient consulter le 18 Août pour une Kératite infectieuse datant de huit jours et qui a déjà pris une tournure très grave.

Hypopyon occupant à peu près le 1/3 de la chambre antérieure ; vaste foyer purulent au centre de la cornée. Douleurs considérables, aspect cachectique.

Avec le galvano-cautère, on ponctionne l'ulcère après avoir promené le fil de platine rougi sur toute la surface ; l'hypopyon sort de lui-même presque en totalité.

Le malade retourne le même jour à Ypres.

Le surlendemain, amélioration évidente : le pus ne s'est pas réformé, l'ulcère n'a plus progressé. La plaie faite à la cornée par le galvano-cautère reste fistuleuse pendant trois ou quatre jours, circonstance toujours très favorable et qui équivaut à un drainage parfait de la chambre.

Au bout d'un mois, il ne reste qu'un léger leucôme au centre de la cornée : la pupille est encore embarrassée par quelques synéchies postérieures qui entravent la dilatation sur plusieurs points. La vision est néanmoins satisfaisante dès maintenant et l'amélioration avec le temps, sans aucun doute.

Observation VII.

Mouton Henri, enfant de 3 ans, nous est amené de Tourcoing, le 21 août, pour une Kératite ulcéro-suppurative de l'œil droit, datant de trois semaines et ayant envahi toute la cornée.

Type neuro-paralytique. Absence presque complète de symptômes rationnels. Pas de rougeur ni gonflement des paupières, pas de larmoiement ; à peine une légère injection péricornéenne contrastant avec la gravité de l'affection. On promène un stylet sur la cornée sans provoquer de cris ni même un simple clignotement palpébral.

A trois reprises différentes, de huit jours en huit jours, on passe le galvano-cautère sur toute la surface cornéenne. Deux mois plus tard, l'enfant présente un leucôme complet de la cornée ; sur deux ou trois points l'iris paraît à niveau du tissu cicatriciel, mais sans ectasie staphylomateuse.

Observation VIII.

Depope Pierre, 47 ans, faubourg des Postes, se présente le 22 août pour une Kératite centrale de l'œil droit avec léger hypopyon, qui a débuté il y a quatre jours après une simple contusion de l'œil par un fétu de paille. Jusqu'alors l'œil avait toujours été sain : pas de dacryocystite ni même de simple larmoiement antérieurement à la blessure.

Cautérisation galvanique de la surface de l'ulcère, sans ponction de la chambre antérieure. Guérison rapide : au bout de six semaines il ne reste qu'une taie imperceptible.

Observation IX.

J. Bricourt, 50 ans, garde de nuit, étant de faction près du réservoir en construction, rue de la Louvière, reçoit dans l'œil droit un peu de mortier desséché qui détermine une érosion juste au centre de la cornée.

Réaction inflammatoire très vive qu'on explique par l'état des voies lacrymales : pas de muco-pus, mais en pressant sur les conduits lacrymaux on voit sortir des larmes, gluantes, épaisses. Débridement et cathétérisme. Collyre d'atropine et lotions à l'acide borique.

L'amélioration tarde à venir ; même dans, l'intervalle, un léger hypopyon s'est formé. Pour abréger la durée du traitement, nous cautérisons superficiellement l'ulcère avec le fil de platine rougi à la pile.

Résultat favorable à la suite de cette intervention : l'hypopyon se résorbe et les douleurs cessent. Quinze jours plus tard le malade reprend son service de nuit.

On lui conseille l'application quotidienne de la pommade à l'oxyde jaune pour améliorer la taie centrale qui laisse encore un peu de photophobie.

Observation X.

Coulon Léonie, âgée de 38 ans, demeurant à Armentières, vient consulter le 25 août, pour une Kératite infectieuse datant de dix jours, suite d'un coup violent qu'elle a reçu sur l'œil droit.

La Kératite serpigineuse a débuté par le centre, et actuellement toute la moitié intérieure de la cornée est envahie par le pus, infiltration interstitielle sous forme d'onyx et vaste hypopyon. Inversion spasmodique du bord libre de la paupière inférieure dont les cils frottent sur la cornée.

Le même jour, cautérisation et ponction de l'ulcère avec le galvano-cautère. En même temps, on pratique parallèlement au bord libre de la paupière, et assez profondément, une cautérisation linéaire ayant pour but de redresser la paupière. Collyre d'ésérine et lavages boriqués.

Le surlendemain, on note une amélioration sensible de la Kératite : ses progrès paraissent enrayés et la douleur a disparu. La cornée demeure fistuleuse à l'endroit de la ponction, circonstance favorable à la guérison.

L'inversion de la paupière persiste, mais à un degré moindre ; il sera nécessaire de renouveler la cautérisation ou de placer quelques sutures de Gaillard.

On continue les lotions antiseptiques. La malade n'a plus été revue.

Observation XI.

Voituriez, 68 ans, pensionnaire de l'Hospice général, vient nous voir pour une Kératite suppurée qui a envahi toute la cornée droite : ulcération centrale, très étendue, mais sans perforation. Les douleurs, l'insomnie depuis quinze jours, donnent au malade un aspect profondément cachectique.

On promène le galvano-cautère sur les parties de la cornée qui paraissent les plus atteintes, et on ponctionne pour finir le fond de la vaste ulcération qui occupe au moins le 1/3 de la cornée. Esérine et lavages boriqués.

Soulagement dès le lendemain; on renouvelle la cautérisation au bout de quatre jours. Conservation de l'œil qui a pu être préservé du phlegmon total : guérison avec leucôme adhérent au centre, les parties périphériques de la cornée ont retrouvé quelque transparence. — Vision nulle.

Deux mois plus tard, iritis symptomatique de l'œil gauche ; quelques synéchies postérieures, avec légère injection périkératique. Une seule instillation d'atropine suffit pour rompre les adhérences pupillaires, et on obtient une mydriase parfaite. A plusieurs reprises reparaissent des symptômes d'iritis légère et nous conseillons au malade l'ablation de l'œil droit qui nous paraît être l'origine de ces poussées inflammatoires vers l'œil gauche.

Le malade ne revient plus à la consultation.

Observation XII.

Pélagie Vanackère, âgée de 2 ans, nous est amenée de Roubaix, par sa mère, le 20 Septembre 1887.

Kératite centrale de l'œil gauche, avec hypopyon ; photophobie intense. L'enfant ne dort plus et a perdu l'appétit depuis le début de la maladie oculaire, il y a environ quinze jours. Anesthésie avec le chloroforme : cautérisation profonde du point central, mais sans pénétrer dans la chambre antérieure (Ésérine 0,03/10) et lavages boriqués.

Trois jours après, nous constatons une amélioration sensible dans l'état local ; l'enfant a de plus retrouvé sa gaieté et passe maintenant de bonnes nuits.

Un mois plus tard il ne reste qu'une taie légère dont on active la disparition par les applications quotidiennes de pommade à l'oxyde jaune de mercure.

Observation XIII.

Rosalie Vandemoure, âgée de 51 ans, vient nous consulter le 21 Septembre. Ancien trachome aux deux yeux ; pannus très épais à l'œil gauche avec ulcération marginale et hypopyon. — Douleurs violentes. Cautérisation suivie de ponction au fond de l'ulcère ; le lendemain on ne voit plus trace d'hypopyon et la malade éprouve un soulagement complet.

Dix jours plus tard, on commence à cautériser les paupières granuleuses avec le cristal de sulfate de cuivre pour améliorer les pannus.

Observation XIV.

Cauvet Charles, 57 ans, de Sainghin, blessé à l'œil par un épi de blé en faisant la moisson, se présente le 3 Septembre à la consultation. — Kératite infectieuse de l'œil droit, ayant débuté par le centre il y a huit jours et, maintenant, étendue à la moitié inférieure de la cornée ; hypopyon abondant. Avec le galvano-cautère on cautérise largement l'ulcère, qu'on finit par ponctionner. L'hypopyon sort aisément. Lavages boriqués et collyre à l'ésérine.

Le malade accuse une vive douleur pendant les deux heures qui suivent l'intervention, puis les souffrances disparaissent.

Sommeil dès la nuit suivante.

Deux jours après, on constate une grande amélioration. Pour combattre des synéchies postérieures assez nombreuses, on substitue le collyre d'atropine à celui d'ésérine et on continue les lotions antiseptiques à l'acide borique.

Guérison au bout d'un mois ; taie centrale peu épaisse qui n'empêche pas la vue d'être déjà satisfaisante. La pupille ne se laisse pas encore dilater complètement ; on continue le collyre d'atropine (0,05 p. 10) deux fois par jour.

Observation XV.

Réaux André, 65 ans, journalier, se présente à la consultation le 25 Septembre, pour une affection de l'œil droit qui remonte à trois semaines.

Kératite ulcéreuse à la partie inféro-externe, voisine du bord : hypopyon assez abondant. Depuis longtemps cet œil larmoie, par suite d'un ectropion assez marqué de la paupière inférieure : l'éversion des points lacrymaux est manifeste.

On prescrit le collyre à l'ésérine et les lotions antiseptiques boriquées : pommade à l'iodoforme (2 p. 10) le soir.

En outre on cautérise le fond de l'ulcère, en poussant la pointe galvanique jusque dans la chambre antérieure, pour évacuer l'hypopyon.

Douleur immédiate pendant les deux premières heures, puis apaisement des souffrances qui ne reparaissent plus. Le sommeil et l'appétit reviennent dès le lendemain. Guérison au bout de quinze jours : leucôme légèrement adhérent à l'iris, mais malgré cette synéchie antérieure, la vue n'est pas mauvaise. On continue le traitement du larmoiement par le cathétérisme et les injections d'eau phéniquée dans les voies lacrymales.

Observation XVI.

Caudrelier Nathalie, 25 ans, ouvrière de filature, déjà plusieurs fois traitée pour une ophthalmie granuleuse donnant lieu à de fréquentes inflammations de la cornée droite.

Cette fois la Kératite est des plus graves : forme ulcéro-suppurative s'étendant à une grande partie de la cornée ; hypopyon peu abondant.

Cautérisation de toute la surface ulcérée, mais sans ponction du fond de l'ulcère. Atropine et lavages boriqués.

Amélioration lente : l'hypopyon se résorbe, mais les symptômes inflammatoires, larmoiement, photophobie, persistent. On sera obligé de pratiquer la canthoplastie pour combattre l'étroitesse d'ouverture de la fente palpébrale, obstacle certain à la guérison de cette Kératite d'origine granuleuse.

Observation XVII.

Cordet Ch., 60 ans, de Pont-à-Marcq, vient consulter le 10 Novembre, pour une Kératite de l'œil gauche, datant de quinze jours.

Vaste abcès central de la cornée, avec hypopyon abondant. Dacryocystite aux deux yeux : en pressant sur les conduits lacrymaux, il sort du pus par les deux points.

On cautérise largement le centre de la cornée, et on termine par la ponction pour donner issue à l'hypopyon. Lavages boriqués et collyre à l'ésérine.

Les douleurs ont cédé rapidement, mais le pus s'est reformé dans la zône centrale de la cornée, au siège primitif de l'abcès.

Cathétérisme des voies lacrymales.

Guérison lente, finalement bon résultat ; d'abord, vascularisation au siège de l'abcès, puis opacité assez épaisse, mais laissant une partie de la cornée bien transparente. On se propose de pratiquer l'iridectomie quand les voies lacrymales seront suffisamment guéries pour ne pas avoir à craindre l'infection de la plaie opératoire.

Observation XVIII.

Cassé, 62 ans, soigné il y a deux mois environ pour une Kératite à hypopyon de l'œil gauche (voir obs. I). Cette fois il s'agit d'une Kératite infectieuse centrale à l'œil droit : l'hypopyon est déjà assez abondant, quand le malade vient nous voir le 28 octobre. Cautérisation de l'ulcère avec ponction du fond, pour donner issue à l'hypopyon. — Lotions antiseptiques. — Guérison assez rapide : leucôme central peu étendu, gênant la vision.

Observation XIX.

Cousin Adolphe, 56 ans, des environs de Cambrai, vient consulter le 24 Novembre pour l'œil droit, atteint de Kératite suppurée étendue à toute la surface de la cornée. Blessé par un fétu, en prenant une poignée de paille pour allumer le feu, il y a trois semaines environ.

Larmoiement antérieur ; aux deux paupières inférieures, un degré notable d'ectropion avec boursoufflure de la conjonctive. Les douleurs sont violentes : le malade présente un aspect cachectique très prononcé. On ne peut plus espérer la guérison de la Kératite, mais au moins la conservation de l'œil menacé de phlegmon total.

On promène le galvano-cautère sur toute la surface cornéenne. Pommade à l'iodoforme (2/10) : lotions boriquées.

Amélioration assez prompte dans l'état du malade : les douleurs disparaissent au bout de trois jours.

Au bout d'un mois, le 26 Décembre, Cousin retourne chez lui dans un état relativement satisfaisant : leucôme complet de la cornée, mais pas de staphylôme sur aucun point : l'œil s'ouvre librement et la photophobie a disparu.

Observation XX.

M. Dujardin, 58 ans, de Tourcoing, se présente à la consultation le 4 Décembre, pour une Kératite marginale double, plus grave à l'œil droit.

On constate à l'œil gauche deux petites ulcérations périphériques, avec symptômes inflammatoires modérés : pas de rougeur et de photophobie. L'œil droit présente des lésions analogues, mais avec douleurs ciliaires assez fortes, et injections périkératiques prononcées.

On prescrit le collyre à l'ésérine, les lotions boriquées et le sulfate de quinine (0,50 cent. par jour.)

Régime tonique. Huit jours plus tard, on constate la guérison de l'œil gauche, tandis qu'à l'œil droit, la situation s'est aggravée : un hypopyon s'est formé et les douleurs ont augmenté.

On cautérise les deux ulcérations, sans pénétrer dans la chambre antérieure. Collyre à l'ésérine, comme précédemment. La semaine suivante, l'amélioration est manifeste : les douleurs ont disparu, mais l'hypopyon persiste, bien que diminué.

Le 26 Décembre, il n'y a plus trace de pus dans la chambre antérieure, et la guérison de la Kératite est presque terminée.

Observation XXI.

Lecocq Henri, 33 ans, blessé à l'œil gauche en taillant du bois, il y a dix jours, se présente à la consultation le 13 décembre 1887. Kératite centrale, avec léger hypopyon : violentes douleurs périorbitaires. En pressant sur le sac lacrymal, on voit sourdre quelques gouttes de pus par les points lacrymaux.

Cathétérisme des voies lacrymales et lavage à l'acide borique. On touche ensuite l'ulcère central de la cornée avec la pointe du galvanocautère, sans chercher à pénétrer dans la chambre antérieure. Collyre à l'ésérine trois fois par jour. Le lendemain amélioration notable, surtout au point de vue des douleurs qui ont presque disparu.

Au bout de trois à quatre jours, l'hypopyon est entièrement résorbé.

L'ulcère central est en voie de régression manifeste et le malade ne souffre plus que d'un peu de gêne à la lumière et d'une légère cuisson.

Guérison définitive deux semaines plus tard, sauf une taie centrale peu étendue et très superficielle qu'on peut espérer voir disparaître d'ici à peu de temps.

Observation XXII.

Cassé, 62 ans, (voir obs. I et XVIII) repris d'une nouvelle Kératite à l'œil gauche, avec hypopyon, vient nous retrouver le 14 décembre.

Depuis deux ans, c'est au moins la septième fois que nous le soignons pour des poussées inflammatoires, affectant tantôt une cornée, tantôt l'autre, et toujours accompagnées d'exsudation purulente peu abondante, il est vrai, dans la chambre antérieure. Cette fois la cornée gauche présente quelques érosions périphériques sur lesquelles nous passons les points du galvano-cautère rougi à blanc. Lotions à l'acide borique, et pommade iodoformée le soir; régime tonique.

Amélioration dès le lendemain avec diminution notable des douleurs. Disparition graduelle de l'hypopyon dont il ne reste plus trace le 6e jour.

Guérison lente, sans particularité.

Observation XXIII

Mas Auguste, 27 ans, de Lozonnes, vient consulter le 25 décembre, pour son œil droit blessé par un corps étranger quelques jours auparavant, un grain d'avoine qui s'était introduit entre les paupières.

Kératite centrale avec hypopyon assez abondant. Symptômes d'iritis secondaire très apparents, nombreuses synéchies postérieures qui entravent la mydriase par l'atropine. On cautérise profondément l'ulcus central avec le galvano-cautère, sans faire la ponction de la chambre antérieure jugée inutile.

Douleurs calmées au bout de six heures, le malade passe une nuit excellente. Le lendemain on constate un mieux sensible dans l'état de la cornée qui est déjà moins infiltrée que la veille et a repris un peu de transparence. Lotions boriquées et collyre d'atropine (0,05 p. 10) trois fois par jour.

La dilatation pupillaire se complète de jour en jour; le 31 décembre l'œil est en très bonne voie de guérison.

Observation XXIV.

Delefosse Georges, enfant de 20 mois, nous est présenté le 24 décembre pour une affection de l'œil droit survenue pendant la convalescence de la rougeole.

Kératite ulcéro-suppurative voisine du centre, avec hypopyon assez abondant. L'enfant est maussade et paraît souffrir beaucoup ; insomnie et perte totale de l'appétit.

Anesthésie par le chloroforme et cautérisation de l'ulcère ; lavage boriqué et collyre à l'ésérine.

Le surlendemain, l'état de l'œil ne s'est guère modifié, ni en bien ni en mal.

De nouveau, anesthésie par le chloroforme et évacuation de l'hypopyon par une large paracentèse avec le couteau lancéolaire. Collyre à l'ésérine. Deux jours après, on constate le retour de l'hypopyon, mais cette fois très peu abondant.

Nouvelle paracentèse et lavage antiseptique, en prenant soin d'ouvrir la plaie opératoire avec un stylet pour la désinfecter complètement.

A partir de cette dernière intervention, l'ulcère qui n'avait guère progressé en étendue malgré ces hypopyons répétés, prend meilleur aspect et se déterge peu à peu.

On continue les lavages antiseptiques et le collyre d'ésérine.

L'enfant a retrouvé sa gaieté et son appétit ; les nuits sont bonnes. La guérison n'est plus qu'une affaire de quelques semaines ; l'œil est dès maintenant hors de tout danger.

Observation XXV.

Vervesse Clémence, 57 ans, demeurant rue des Postes, se présente le 29 décembre à la consultation, pour une affection de l'œil gauche remontant à quinze jours.

On constate un abcès du bord inférieur de la cornée, avec dacryocystite ancienne. Les douleurs sont violentes et privent la malade de sommeil depuis plusieurs nuits. Cautérisation dépassant les limites de l'infiltration purulente, paracentèse finale avec la pointe du galvano-cautère.

Le surlendemain, cessation complète des douleurs ; l'œil est encore mou, la chambre antérieure ne s'est pas reformée. On continue les lotions antiseptiques prescrites à la première visite, et trois fois par jour le collyre d'ésérine.

Le 3 janvier 1888, l'amélioration continue ; la fistule cornéenne est oblitérée et les douleurs n'ont pas reparu. Guérison assurée, mais qui demandera encore tout le mois.

CONCLUSIONS.

Des considérations qui précèdent, il résulte :

1° Que la Kératite à hypopyon est une maladie grave, infectieuse, à marche progressive et envahissante, se terminant souvent par la phthisie ou la perte totale de l'organe de la vue.

2° Que le traitement par les antiseptiques et l'ésérine peut réussir à l'enrayer dans les cas de moyenne gravité, alors que la maladie est prise à son début ; on ne devra pas s'y attarder.

3° Que si le mal n'est pas promptement arrêté dans sa marche progressive, on devra, pour ne pas s'exposer à de graves mécomptes, intervenir ferro aut igne.

4° La Kératotomie ne pouvant guère se pratiquer qu'à l'hôpital et la paracentèse ne donnant que des résultats insuffisants, et en nous appuyant sur un nombre considérable d'observations qui nous ont paru probantes, nous croyons pouvoir conclure à l'adoption de la cautérisation ignée et beaucoup mieux au galvano-cautère, à cause de son maniement extrêmement facile et de son heureuse et presque constante efficacité.

www.ingramcontent.com/pod-product-compliance
Ingram Content Group UK Ltd.
Pitfield, Milton Keynes, MK11 3LW, UK
UKHW020953180726
13838UKWH00003B/1307